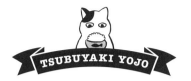

つぶやき養生

櫻井大典
Daisuke Sakurai

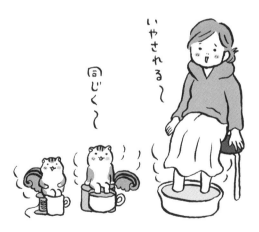

いやされる〜

同じく〜

幻冬舎

はじめに

本書を手に取って頂きありがとうございます。
北海道北見市で「ミドリ薬品 漢方堂」という3代続く漢方薬局を営んでいる櫻井大典と申します。

普段は当薬局でお客さまの健康上の悩みをお伺いしながらさまざまなアドバイスをしているのですが、その傍ら、Twitterで養生情報をつぶやいています。
おかげさまで今ではたくさんの方に見て頂けるようになり、その中でも反響の大きかったもの、役に立ちそうなものを一冊にまとめたのが本書です。

でも当初は、野菜を食べるといいですよ、ストレス発散してね、運動してねとありがちなアドバイスを行っていました。

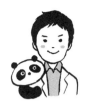

しかし、なかなか実践頂けず、自分自身もそこまで厳格な生活を送れていないことに思い当たり、これじゃいかんと、楽しく続けやすい内容をつぶやくようになったんです。

そうか、皆さん厳しさに参っていたんだと気づいたんですね。

日本人は頑張りすぎと言われる民族です。

みんな頑張ってるから、私だけが楽をするわけにはいかないとどこかで思っている。

でも、ゆるくても元気になれます。

本書でゆるいから続けられる健康のヒントを1つでも見つけて頂けたら幸いです。

この本の使いかた

本書は、春夏秋冬、12カ月別で構成しており、その時期に気をつけたいこと、起こりやすい不調を踏まえて気軽に取り入れられるアドバイスを載せています。ちなみに、中医学の春は2、3、4月、夏は5、6、7月、秋は8、9、10月、冬は11、12、1月です。今の感覚からすると少し早いかもしれませんが、養生とは常に「備え」が重要なので気にせず取り入れてみてください。また、同じ内容が表現を変えて何回か出てきますが、折々に思い出していただきたいことなのであえて入れています。ご了承ください。

用語解説

本文中にもちらほら出てくる中医学の専門用語を
最初にちらっと解説します。もし本文を読んでいて
「?」と思う言葉が出てきたら、こちらをご参照ください。

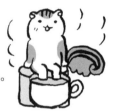

(肝、心、脾、肺、腎)

これらを五臓と言います。五臓六腑の五臓で、内臓を指しますが、多くの場合それらが持つ機能を指します。

肝は、血を貯蔵し血流量をコントロールし、臓腑の生理機能をスムーズに行えるよう調節しています。肝の不調はイライラや落ち込み、下痢や便秘を繰り返す、お腹にガスが溜まる、胸やわき腹が張って痛むなどの症状となって出てきます。また情緒面では怒りやすくなります。

心は、血を体中に巡らせるポンプとしての作用と、精神や意識の安定を促す作用があります。心に変調をきたすと、ドキドキしたり、息切れしたり、脈が飛ぶなどの症状が見られます。心はすべての臓腑を統括しており、心が弱ると、それらの臓腑の機能が低下してしまいます。

脾は、消化吸収を担い、エネルギーである気や血、そして潤いである津液（しんえき）を作り出し、それらを全身に送り出す働きをしています。また、体にとって必要なものとそうでないものを分ける働きと、血液を血管内にとどめる働きもしています。脾が弱ると、食欲が低下し、元気がなくなり、軟便や下痢になります。

肺は、呼吸の働きのほか、潤いや栄養分の運搬も担っています。また、皮膚や粘膜などの生体バリア機能や免疫とも深く関係しています。肺が弱ると、感染症にかかりやすくなり、喘息や咳などの呼吸器系のトラブルが見られるほか、アトピー症状や花粉症など免疫系のアレルギー症状の発生要因となります。

腎は、成長や発育、生殖を司り、ホルモンの分泌や、知能、知覚、運動系の発達と維持にも関与し、人体の生命力の源と言える場所です。また、体を温め、血の生成にも関与しています。腎が弱ると、腰痛や筋肉や骨の衰え、知力や体力の低下などが見られるようになります。

（ 五気 ）

五気とは、寒、涼、平、温、熱で、食物が起こす寒熱の作用を分類したものです。どちらにも属さないもの、寒熱の偏りのないものを平性と言い、黒ゴマ、山芋、クコの実、梅、うるち米、大豆、じゃが芋、さつま芋、里芋、きくらげ、しいたけ、キャベツ、卵、ピーナッツ、梅、イチゴ、ブドウ、リンゴ、すもも、いちじくなどがあります。

寒・涼には、体を冷やしたり、余分な熱を冷ましたりする働きのほか、興奮を鎮静させる働きも含まれます。食材としては、冬瓜、ハトムギ、緑豆、ウコン、豆腐、セロリ、ナス、きゅうり、トマト、ゴーヤ、ごぼう、大根、白菜、ほうれん草、蓮根、あさり、シジミ、カニ、わかめ、バナナ、スイカ、梨、柿、そば、緑茶、塩などがあります。

温・熱には、体を温め、気血をよく巡らせ、新陳代謝を高めるという働きがあります。また、興奮作用を意味する場合もあります。食材としては、生姜、ネギ、紫蘇、紅花、シナモン、唐辛子、胡椒、山椒、ニンニク、玉ねぎ、らっきょう、ニラ、かぼちゃ、かぶ、菜の花、羊肉、鶏肉、まぐろ、サケ、エビ、栗、桃、紅茶、もち米、酒、ワイン、黒砂糖などがあります。

（ 五味 ）

五味とは、酸、甘、辛、苦、鹹(塩からい)の5つの味のことで、それぞれに働きがあります。

酸味には、正常な体液を体内にとどめる作用、出過ぎるものを止める作用、自律神経の働きを整え、ストレスを解消する作用などがあります。食材としては 梅、レモン、酢、ローズヒップ、サンザシ、イチゴ、トマトなどに含まれます。

甘味には、胃腸の働きを助ける作用、痛みや緊張を緩和させる作用などがあります。食材としては、米、芋、ピーナッツ、砂糖、ハチミツ、バナナ、ブドウなどがあります。

辛味には、肺や呼吸器を強め、発汗を促す作用、気や血を巡らせ、体の中にある寒気や熱、湿気を発散し追い出す作用があります。食材では、生姜、ネギ、紫蘇、唐辛子、胡椒、ニンニク、玉ねぎなどがあります。

鹹味(塩からい味)には、硬いものを柔らかくする作用、便通を促す作用があります。食材では、昆布、わかめ、海苔、エビ、イカ、あさり、豚肉などがあります。

苦味には、余分な熱を冷ます作用、不要なものを排泄する作用、体内の余分な水分や老廃物を取り除く作用、興奮を鎮静させる作用などがあります。食材では、緑茶、ぎんなん、陳皮、はすの実、ミョウガ、ゴーヤなどがあります。

1つの食材でいくつかの「味」を持つものも多くあります。それらは、効果の及ぶ範囲が広く、改善できる症状も多くなります。また、実際に感じる味と、食材が持つ「味」が違う場合もあります。中医学が指すこれらの「味」は、実際に感じる味だけではなく、その作用から分類されたものも多くあります。例えば舞茸は、甘味に属し、体を補う作用があるとされていますし、ニラは辛味と甘味の両方を持ち、滋養する作用と、発散する作用を併せ持ちます。

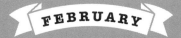

FEBRUARY

春

2月

ボクもやる

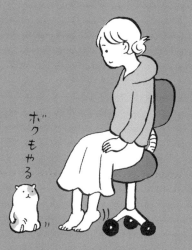

冬は「**閉蔵**」といって、気持ちも体力も温存させることが大事な季節。現状維持がベストな状態でした。

春は「発陳」です。発は発散とか外に出すこと。陳というのは古いものという意味。つまり冬に溜め込んだものを発散する季節。さぁ、そろそろ反撃しましょうか。

#反撃は春から

季節の心得
・習慣

【今日も続ける簡単養生】

❶寝起きは温かいものを。

白湯でも味噌汁でもOK。ゆっく

り飲みましょう。

❷食後は足踏み300回。

座ってる人はかかと上げ。

❸気づいたら深呼吸。

❹気づいたら肩回し。

前後ろ10回ずつ。

❺湯船に浸かる。

❻10分でも早く寝る。ぜひ今から!

ボクもやる

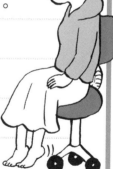

＃毎日養生

**【イライラと喉に
焼きイチゴ】**

ヘタを取って焼くだけ。トースター
で2、3分。水分が飛んで甘さも増
すし、寒性が緩和されるのでお勧
め。冷え性さんやお腹が冷える人、
下痢気味の人でもこれなら良さそ
う。薬膳的には、潤い補給力があ
るし、イライラ解消にも良いし、喉の
ケア、空咳のケアにも良いです。

#イライラに焼きイチゴ

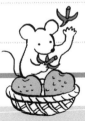

ヘタは
とろう

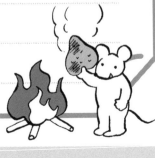

💬 果物は体を冷やすものが多いので、
焼くなり蒸すなりして加熱すると冷やす性質が和らぎます。

季節の心得・習慣

春になって暖かくなってくると、肌がゆるみ毛穴が開きます。毛穴が開くというのは、外敵が体内に侵入しやすくなるということ。カゼを引きやすくなるし、冷えとか湿気とかでだるくなったり、蕁麻疹になったり、しびれや痛みが起こりやすくなります。

対策は、**素肌を晒さない**こと。一枚布があるだけで全く違いますよ。体表を守る布は持ち歩いたほうが安全です。　#風邪は万病の元

春
2
月

寒かったらダウンだろうがなんだろうが着てください。
周りを気にしなくていいですよ。

春の養生を古典で見ると、「ゆるい服装で、朝に庭を散歩して、髪を解きほぐすのが良い」とあります。**「ゆるい」というのが春には大切**。服装もゆるゆる。気持ちもゆるゆる。髪もピッチリせずゆるゆるに解きほぐしてくださいね。頭皮マッサージも良いと思います。こめかみから後頭部にかけて人差し指と中指と薬指で流すイメージで。頭が痛いとき、イライラするとき、お試しください。

春になってダイエットを意識し始めた人も多いんじゃないでしょうか。冬は中医学的には溜め込む季節で頑張らないことが大事ですから、体重がちょっと増えようとよいんです。

ただ、春になったら少しずつ発散していくのが良いですね。**まずは苦いもの食べて食欲コントロール**していきましょう。

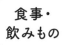

 健康のために何を食べた

らいいですか？ ご相談

時によくされる質問です。

私のアドバイスは**減らすこと**。サ

ラダやグラノーラ、お菓子や味の濃

い食事、脂っこい食事、冷たい飲み

もの、お酒やタバコ、寝不足などな

ど。後半は食べものじゃないです

が、減らすことをまず先に。

#まずは減らす

#心と体のために減らす

食事・
飲みもの

1

環境が変わって**胃腸の調子がおかしい人
は、お豆腐食べると良いですよ。** もちろ
ん温かくして食べてください。

適当に豆腐と野菜を切って、お湯に入れてコンソメスープで
もOKですし、ご飯一杯を200ccの豆乳で煮た中に小さく切っ
た豆腐入れて、味噌かガラスープで味つけてもOK。

2

玉ねぎと肉（牛でも豚でも）と豆腐があれば、肉豆腐もできま
す。肉炒めて、玉ねぎ入れて、少し水足して、しょうゆとみり
んと砂糖と粉末の出汁を適当に入れて、ちょい濃いめの味つ
けにし、豆腐を一口大に切って入れて2分ぐらい煮込んで火
を消す。火を消したら味がしみ込みます。

3

白だしとゴマがあれば、豆腐で丼ものもできる。あ、豆乳と片
栗粉、しょうゆもいるな。豆乳100ccに白だし小さじ1。ゴマ
としょうゆ少々。そこに豆腐を入れて、水溶き片栗粉を少々。
それをご飯に載せてどうぞ。
味噌を入れても、明太子を入れても合います。

どうしようもなくなる前に逃げてください。

同調圧力といいますか、みんな頑張ってるんだから、みんなやってるんだから、このくらいのことで、と思える人はいいです。でも潰れてしまう人もいます。

まだ探せるうちに**逃げ場を確保してください。**

#逃げではない脱出だ

💬 逃げ場は元気なときに見つけておきましょう。

心のこと

1

ストレスっていうやつは、膨らむ風船と同じで、どこかで発散しないと必ず最後は爆発します。で、そうなると修復は大変です。爆発した風船を元通りにしようとするようなものですから。

ストレスはコントロールすることが大切です。ストレスの発散方法を改めて確認してみてください。

2

ストレス過多になっている人は体の側面に症状が出ます。漫画で青筋が立つのもこめかみですよね。こめかみあたりの頭痛、胸やわき腹の張りや痛みなどは典型的。舌の側面が赤くなることもあります。そんなときは、まずゆっくり深呼吸して、香りの良いお茶や食材を摂ってください。気に入った香りのハーブティー、それからかんきつ類。春菊、セロリなどの香味野菜も良いですよ。

3

ストレス発散の基本ルールは、**他人も自分も傷つけない。**
暴飲暴食は自分を傷つけます。愚痴を言いまくるのも、友達にとっては負担かもしれません。買いものも、恒久的な発散方法ではないですね。
自然に触れる、深呼吸、ドライブなど、何が適するかは人それぞれですが、探してみてください。

春
2
月

春の食養生は「**省酸増甘、以養脾気**」。酸味を少なめにして、少し甘いものを増やしましょう。

この甘いものとは、かぼちゃや芋、米などの自然な甘みです。甘みは肝の動きによって傷つけられた脾胃（消化系）を労わってくれます。

脾胃の働きの低下を感じたら、酸味を控え、甘みを増やしてください。

#春は甘み多め酸味少なめ

食事・
飲みもの

エネルギー不足の方に
おすすめメニューは、

◎きのこたっぷりの味噌汁

◎エビの生姜蒸し

◎牛肉とエリンギの炒めもの

◎ブロッコリーとササミの和えもの

などです。ジンギスカンもいいけれ

ど、肉の食べすぎはエネルギーを

作る消化系が疲弊するので注意。

あと、空きっ腹に冷たいビールも控

えてくださいね。

#元気がないときは食べすぎない

春
2
月

アトピーだけじゃなく肌の乾燥が辛い人は、吸湿発熱素材などは乾燥を助長するので避けたほうがいいです。乾燥が悪化して、大体かゆくなります。ましてやそれを寝巻きにするのはやめたほうが良いですよ。**やはり綿がいいです。**

#下着も綿

💬 化繊の下着は概ねかゆくなりますので、夏場の速乾インナーも避けたほうがいいですよ。

肌がかゆい人は、まず砂糖、ジュース、辛い食事、生もの、冷たいものを減らしてみてください。

そしてできるだけ**火を通した野菜をたっぷり**。なんでも良いです。スーパーで安くなっている野菜でいいので、とにかくたっぷり食べるようにしてください。それだけで、随分楽になるはずです。

#肌には葉物

#加熱して食べてね

辛いことがあったときや酷いことを言われたとき、すぐに2分間、なんでもいいので違うことをしてください。これで回復が大きく変わるそうです。ケガをしたら応急手当てをしますよね。心のケガも同じです。

酷いことを言われたら2分違うことを。

ガイ・ウィンチの教え

心の応急手当て

　普段から2分間集中できるものを用意しておきましょう。

寝汗や喉の渇き、手足や顔のほてり、のぼせ。これらは「陰虚」という潤い不足の症状です。こんなときは**たっぷりとお水を飲んだらだめ!** です。潤いのもとになるものを食べてください。

豚肉、トマト、蓮根、白きくらげ、ゴマ、レモン、アサリ、シジミ、豆腐、キュウリ、白菜などがお勧め。

潤いは食べて補うんですよ〜。

1

【野菜不足を解消しよう!】

❶カット野菜を買う。

❷蓋つきフライパンで蒸し焼きにする。

❸バターを加える。　❹しょうゆを一回し。

❺食べる。

2

【野菜不足を解消しよう!】

❶カット野菜を買う。

❷湯を沸かして出汁のもとを入れる。

❸カット野菜を入れる。　❹味噌を入れる。

❺食べる。

3

【野菜不足を解消しよう!】

❶ほうれん草を買う。　❷ほうれん草を切る。

❸タッパーに入れてふんわりラップしてレンジで2分
　（500W）。

❹鰹節をかけて食べる。

【寒いときにお勧め、豆乳とほうじ茶とシナモンで作るチャイ】

❶小鍋に水、半分に折ったシナモン、生姜スライス（あれば乾燥したもの）、ほうじ茶を入れて火にかける。

❷沸騰したら豆乳と黒砂糖を加え、弱火〜とろ火で2、3分ゆっくり加熱。

❸茶こしでこしたら完成です。

ほうじ茶もシナモンも体を温めます

心と体というのは別々のように感じますが、同じところに存在し、コインの表裏のように両方がそろってはじめてちゃんと機能します。ストレス状態で心が悲鳴をあげたら、体に不調が出ます。逆に、**体を整えることで心を軽くすることもできます。** まずはゆっくり深呼吸から始めましょう。

#深呼吸はまず吐ききる

#心の不調は体を整えよう

呼吸は心と体をつなぐ乗りものです。

中医学

1

老けているかそうでないかというのは、中医学的に言えば「**腎**」が強いか弱いか。

足腰がまっすぐで耳も良く、髪も黒々として、頭もはっきりしている、これは腎が充実していることに他なりません。昨今では「若腎虚」といって、若い方でも足腰が弱くて生殖能力が低いというのが問題になっています。

2

腎が弱る要因は、ジャンクフード、冷たいもの、脂っこいものや味の濃いものなどの偏った食生活、夜更かし、過度なセックスなど。偏ったらだめ。やりすぎはだめ。適度が大事。

腎を補う食材は、もち米、黒豆などの豆類、黒ゴマ、黒きくらげ、ひじき、なまこ、山芋類、蓮根、オクラ、ニラ、ブロッコリー、エビ、牡蠣、帆立、レーズン、くるみ、栗、松の実、杜仲茶、クコの実などです。

つぶやき養生

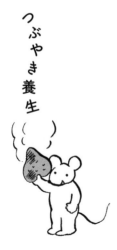

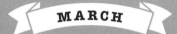

春

3月

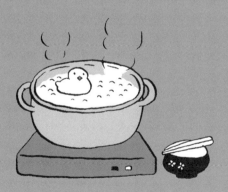

春はイライラしたり憂鬱になりやすい季節。**落ち込みやすいのも、ちょっとは春のせいもあるわけで**、そんなに気にしないほうが良いですよ。対策はこちら。

❶遅く寝ても早く起きる。❷セロリ、春菊、パクチーなどの香味野菜を。

❸レバー、ほうれん草、イチゴ、舞茸などの「補血」食材を。

イライラ、のぼせには苦味です。ゴーヤや山菜を摂りましょう。

#春のイライラには苦味

心のこと

春 3 月

なんだか力が入らない、頭がすっきりしない、イライラ・不安がある。そんなときは漢方！ ではなく、まず**1時間早く寝るようにしてください。**

#超早く寝る

#早寝は最良の薬

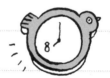

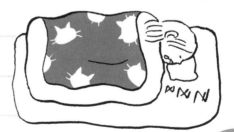

健康になる食事は難しいこと言わないので、野菜たっぷりの味噌汁とご飯。漬物があればよりいい。

基本はそれ。

たまに違うもの。

#素食が大事

#体が喜ぶごはん

ぼーっとしてるとき、実は何かの作業をしているときよりも脳は働いてるそうです。というかフル回転してるそうです。

何をしているかというと、情報の整理や自己認識、記憶といった作業です。パソコンの「デフラグ」と同じような作業をしてるそうですよ。

ぼーっとするのも大事なんですね。

#ぼーっとしよう

#頭のデフラグ

春
3
月

情報

認識

記憶

花粉症のご相談、一気に増えてます。中医学では、衛気という外敵から身を護るためのエネルギーが不足することで、花粉症の症状が深刻化すると考えます。では衛気を補うにはどうしたらいいか。**消化系のケア**なんです。**負担になるような肥甘厚味や生冷食は避けましょう！** 肥甘厚味とは、脂っこくて味の濃いものと甘いもの。生冷食は、サラダやお刺身などの生ものと、体温より冷たいものです。

#さっぱり味で腹八分目

腹八分目の目安は、食後眠くならない、だるくならない、苦しくない量ですよ。

暖かくなるということは、体の中も同じように熱が発生しやすくなり、目や鼻がかゆくなったり、カッとなってイライラしたり、のぼせたり、フラフラしたりなどの症状が出やすくなります。しっかり深呼吸してグレープフルーツを食べよう。あとは、足のマッサージもいいし、大きな声で歌うのもいいですね。**自然に触れるのもいい。**くよくよ考えちゃう人は風に当たって木に触れましょう。

自然に直に触れよう

グレープフルーツは寒性で余分な熱を冷まします。
イライラの熱も冷ましますよ。

葉野菜も食べてください
ね！と言うとサラダ食べて
ます、とおっしゃる方が多いのです
が、生野菜は胃腸を冷やして余分
なものを排出する力を低下させます
し、ドレッシングは結構添加物が多
いので、胃腸の負担になることも多
いです。

**お野菜は火を通してさっぱり味
で食べましょう。**

#野菜は加熱して

#鍋がお勧め

💬 加熱でビタミン等が失われることが心配ですと伝えると、
「たくさん食べればいいよ」と中国の先生に教わりました。

食事・
飲みもの

山芋は胃腸に良く潤いを補い体を元気にしてくれるので、漢方では「山薬（さんやく）」という生薬として使われるほどです。

でも生で食べるとちょっと負担になりやすいので、同じく潤い補給の小麦粉と混ぜて作る**お好み焼きやすいとんはとってもお勧め**です。

＃山芋は加熱して

＃元気補給に山芋

食事・
飲みもの

1

米は、「粳米」という生薬として使われます。
補気、健脾、止渇の効能があり、胃腸を整え、
元気をつけ、口渇や下痢などに用いられます。

ある先生は、「**米は胃腸薬**だ。お腹の調子が悪ければまず
お粥を食べなさい」といつも言っておられました。

2

お粥は、こうして作ります。❶米4分の1合を洗う。

❷米をジャー（または水筒・魔法瓶）に入れて、沸騰したお湯
を注ぐ。❸2〜5分待つ（予熱する）。❹お湯を捨てて、再
度沸騰したお湯を入れる。

❺2〜3時間放置。出来上がり。

「予熱と沸騰したお湯」が鍵です！

そして、ジャーは小さめがお勧め。

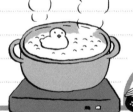

3

生米から作るのがお粥で、炊いた米を煮るのはおじや。おじ
やだと、かなり煮込まないと米が崩れず、粒のまま飲み込んで
しまうこともあるので、胃腸の負担になりやすいです。あとお
茶漬けも同じく。それなら普通の炊いたご飯のほうが噛む分
まだ良いので要注意。＃お粥は胃腸薬

食事・
飲みもの

【胃腸が弱ってる人に お勧め。みぞれ鍋】

❶昆布で出汁を取る。

❷大根3分の1の皮をむいてすりおろし、軽く水気を切って❶の鍋に入れてアクを取る。

❸切った豆腐を1丁加える。

❹ゆずや生姜、一味を加え、ポン酢でどうぞ。

\#胃腸の不調に豆腐

\#困ったら豆腐

心のこと

「人に比べたら私の悩みなんて」とか、「もっと辛い人がいらっしゃるのに」とか。

いえいえ、辛さというのは記憶と同じです。その人にしかその価値やしんどさはわかりません。比べられないものです。

#辛さは比べられない

#辛いのは辛い

💬 辛さの耐久性は人それぞれ。辛いと口に出して伝えよう。

【誰かがやってる健康法があなたに合うとは限りません】

ダイエットに良いから、肌に良いからと、「水を意識して常に飲んでる」方が本当に多いですが、自分で処理しきれる以上に飲むと、胃腸が弱るし、冷えるし、むくみますよ。養生的には、喉が渇いたときに、温かいものを一口ずつ飲むのがお勧め。

#体温よりも温かいものを一口ずつ

#水2L神話

:::
誰しもがたくさん水を飲めば健康になるわけではありません。まずは喉が渇いたときに体温より温かいものを一口ずつ。そして余ったら捨てましょう。

「甘いものがやめられない」というご相談が多いです。で、「朝お粥にしたら、甘いものを欲しなくなった」とか、「随分減らせた」というご報告も多い。この鍵は**食物繊維**。食物繊維が豊富で糖分を含んだ食べものは、甘いものを減らすのに役立ちますよ。さつま芋は、薬膳的には平性で寒熱の偏りがないのでどんな人にもお勧め。胃腸を丈夫にし、元気を補ってくれます。 #おやつは焼き芋を

【カゼのときに お風呂は?】

冷えるなら、または悪寒がするなら入ってよいです。少し発汗する程度に入浴して冷えを飛ばしましょう。喉が痛い、熱っぽいなら温めないようにシャワー程度で。

#発汗して寒さを散らす

#冷えのカゼは温めて治す

春
3
月

食事・
飲みもの

マグカップ茶碗蒸し、すごく簡単なので、タンパク質をプラスしたいとき、しんどいときにもお勧めです。

❶卵1個、水130cc、白だし大さじ1（お好みで）を用意。

❷卵を混ぜて、水と白だしを合わせたものを加えて混ぜ、アワを取り（取らなくてもよい）、ラップをふんわりしてレンジで2分半から3分（ワット数による）。

❸美味しく作りたいときは200Wで10分。

健康のために口に入れるものと、快楽のために口に入れるものを分けることが大事だと思います。

#養生は7割

#遊びも大事

中医学

1

冷えは体の根本的なエネルギータンク「腎」を傷つけます。腎が弱ると、寒さに弱くなる他、足腰、耳、髪、記憶力、生殖能力が弱まり、頻尿になります。ほてりの症状が出たりもします。骨も弱くなるし、白髪も増えるから、年齢以上の老化現象が起きます。

2

腎に良い身近な食べものの代表は「豆類」です。 まずはとにかく豆をしっかり食べましょう。黒いものも腎に良いとされているので、黒豆は最高の「補腎」食材ですね。お正月だけじゃなく、いつも食べるようにすると良いでしょう。
元気なお子さんを産むにも、腎の力が必要です。豆類はとても良いですよ。

3

【黒豆の食べ方】　●黒豆を水で戻す→乾かす→弱火で炒る→食べる。●黒豆を熱湯で30分戻す→豆が浸るほど水を追加して15分強火で煮る→野菜を適当に切って入れ弱火で煮る→塩やコンソメなどで味つけして食べる。●黒豆茶を作って茶粥を作る。
#アンチエイジングには黒豆

雨にやられてませんか？
頭が重い、吐き気がする、
胸がつかえる、昼間も眠い、口の中
が粘る、体が重いという人は、余分
な水などが溜まっている状態。川
でたとえるとヘドロが溜まって流れ
にくくなっている状態です。このタ
イプは、動物性脂肪、甘いお菓子な
どを避けてください。食物繊維たっ
ぷりの食材を摂りましょう。昆布、わ
かめ、ごぼう、緑豆春雨、しいたけ、
えのき、鯖、鯵、かぶ、ピーマン、
小松菜、ハトムギなどを。

口の周りの吹き出物は、胃粘膜の荒れや胃にこもる熱「**胃熱**」が原因の一つ。

まずしっかり噛むこと。そして生もの、冷たいもの、甘いもの、油っこくて味の濃いものを控えて、蕎麦、豆腐、大根、オクラ、小松菜、セリなどを摂りましょう。

#口と胃腸はつながってる

#食べすぎ注意

食べたばかりなのにまだ食べたりないという
食欲の異常亢進も「胃熱」です。

春

4月

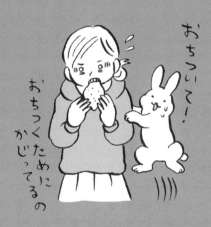

おちついて〜

おちつくために
かじってるの

古典には、春は「与えても奪わず」とあるので、**褒めて伸ばすのが春の特性にかなった接し方**です。

これは自分に対してもいえることで、あまり厳しく考えず、そして褒められたら否定せず、素直に「ありがとうございます」と伝えることが大切です。重ねるとそれが自信に変わっていきます。

#春は怒ったらだめ

Give & Forget。与えて忘れる

季節の心得・習慣

春になって**睡眠トラブル**が出ている方が多いです。いつも眠れるのに、なぜか最近眠れないとか、いつもの不眠がさらに酷いとか、夜中に何度か目が覚めるというのは、もしかしたら春の陽気の高まりのせいかもしれません。気候が落ち着いて、体が慣れれば良くなることもありますので**気にしないことも大事**。

#春はゆるゆる

#まずは深呼吸を

ピークは少し先ですが、毎年梅雨から夏になると体調を崩す人は、熱がこもりやすかったり、湿気が溜まっている人。まずは**徹底的に冷たいものを排除**することからスタートですよ。そして朝食にとにかくなんでもいいので、温かくて消化に良いものを。そうすると夏場も楽に過ごせます。

#冷たい朝食はマイナススタート

#朝は温かいものを

1

梅雨の時期は、湿気と暑さの影響で食欲が低下し、寝苦しくなるため体力が低下し、疲労が溜まります。日中はいつもだるくて眠く、お腹もなんだかぐずぐずして、吐き気をもよおしたりします。
中医学ではこのような体に悪影響を及ぼす自然の変化を「邪気〔じゃき〕」と呼び警戒します。

2

梅雨から夏にかけて増える邪気は「**湿邪**〔しつじゃ〕」です。湿邪は特に胃腸系に悪影響を及ぼし、食欲の低下や軟便、下痢などを引き起こし、むくみなどが現れます。
もし舌を見て表面にびっしりと白い苔がついていたり、黄色く粘つくような状態になっているような方は「湿」が溜まっているので要注意です。

3

冷たい麦茶やアイス、ヨーグルトなどの摂りすぎにより消化器系の機能が低下してしまうと、胃腸の水分吸収と運搬機能が下がり、水分代謝も低下して、むくみや体の重さ、下痢や消化不良などの症状になって現れます。余分な水分を減らすためには、冷たいものを控え、ミョウガ、紫蘇、豆類、パセリ、セロリ、玉ねぎなどをこまめに摂りましょう。#発汗大事

寝るときは時計を見ないほうが良いですよ。

「あと何時間しか寝られない」というネガティブな自己暗示にかかりますから。寝ても寝てなくても明日は来るんです。毎朝、寝ても寝てなくても**「あー良く寝た!」**と口にしてみてください。たったそれだけで、心のだるさが変わりますから。

#時計を見ない

心のこと

不安が一気に高まって**パニック状態**になる方は、「**生レモンをかじる**」のがお勧め。電車や飛行機、映画館などで、「出られない」と感じて一気に心拍数が上がり、頭がぼーっとなって、「死ぬ」ような感覚に陥るとき、レモンの強烈な酸味が気をそらしてくれます。くし形に切って小さいタッパーに。ぜひ。

#酸っぱすぎてリセット

#パニックに生レモン

春
4
月

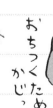

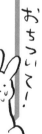

おちついて〜！

おちつくためにかじってるの

中医学

中医学的ダイエットは、"食べないで痩せる"のではなく、**"必要なものをしっかり食べて、太りにくくする"**ことで、健康を維持するのが目的です。

食べないと痩せません。ここが重要。食事の基本は、穀類4：火を通した野菜4：動物性食品2の和食を腹八分目です。

#しっかり食べて太らない食べ方を

#痩せるだけの薬はない

食事・
飲みもの

疲労や夏バテに**ネバネバ食材**がよくお勧めされてますが、ちょっと気をつけたいのは、とろろもめかぶも、冷たい状態で摂ると弱った胃腸には負担になってしまうということ。

味噌汁に入れるなど、温かくして食べてください。

#ネバネバは加熱して

#海藻は冷える

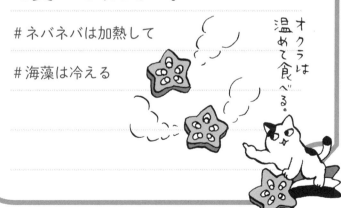

オクラは温めて食べる。

しっかり噛まないといけない理由は、固形物を歯で砕いておかないと、その「砕く」仕事を、粘膜と筋肉でできている「胃」が代わりにしなければいけないために、疲労が蓄積し、ただでさえ休みが少ない胃腸にその分負担がかかるから。

しっかり噛みましょうね。特に一口目は100回噛みましょう。

#一口目が大事

#噛んで健康

雨や低気圧で影響を受け
やすく、頭痛やだるさ、気
分の落ち込みなんかが出やすい人
は、アイスクリームや冷たいヨーグ
ルト、氷の入った飲みものなどなど、
冷たいものは控えたほうが良い
ですよ。

#冷やすと老ける

#入浴お勧め

中医学

【エネルギー不足の対策法】

中医学でエネルギー不足は「気虚（ききょ）」といいます。疲労、倦怠感、免疫の低下、冷え、胃腸が弱い、アレルギー疾患、不妊などに多いタイプです。過労や激しい運動は避けて、**しっかり休みましょう。** 油っこいもの、甘いもの、刺激の強いものは控えるようにしてよく噛んで食べましょう。

#疲れにはさっぱり味を

#疲れには消化に良いものを

 疲れやすい方は長風呂などで発汗をたっぷりすると余計に疲れちゃうので、発汗を促す長風呂、岩盤・溶岩浴、ホットヨガ、サウナなどは控えめに。

【エネルギーの巡りが悪い人】

中医学では「気滞（きたい）」といいます。

このタイプは精神が不安定になったり、イライラ、憂鬱、不安で落ち込みやすいといった症状が見られます。

片頭痛も多く、ガスやゲップ、不眠も多いです。

しっかり深呼吸することと、香りを活用しましょう。 アロマや香味野菜もいいですよ。

#イライラ、落ち込みには香りを

ミントやローズなどの香りもお勧め。アロマオイルをティッシュに含ませて、掃除機で吸ってから掃除するとお部屋も気分もすっきりしますよ。雑巾に含ませて拭き掃除もお勧め。

【血の不足の対策法】

「血虚（けっきょ）」という状態です。

血虚は貧血とは違い、血の質が悪く、血の量が足りない状態です。

かさかさ肌、吐き気や抜け毛、生理不順や不妊などのトラブルが起きやすいタイプです。夜更かし・無理なダイエットは避け、黒ゴマ・黒豆、レーズンなど**黒いものを摂りましょう**。

#肌の乾燥も血虚

#補血には黒いもの

【血の流れが悪い人】

中医学では「瘀血（おけつ）」といいます。シミやそばかすが多く、慢性的な頭痛・肩こり・関節痛なども多く見られ、月経痛、筋腫、内膜症、肝硬変、経血にレバー状の塊も見られます。

顔色が暗く、唇や歯ぐきの色がどす黒い場合も多いです。血の巡りを良くするには、**まず動くこと**。1時間に1回は立ち上がって屈伸を。

中医学

【潤い不足の対策法】

中医学では「陰虚（いんきょ）」といいます。潤い不足の乾燥タイプで、熱を冷ます力が弱く、ほてりやすく、のぼせやすいのが特徴です。冷えていても、基礎体温が高い人もいます。口渇、空咳、ドライアイなども見られます。

このタイプに**睡眠不足は敵**です。

#辛いもの厳禁

#潤いは食べて補う

💬 潤いを補う食材は梨、蓮根、豆腐、豆乳、百合根、白菜、松の実などの白いものがお勧め。

【余分な水分が停滞している人】

中医学では「痰湿」といいます。

老廃物が溜まりやすく、痰やおりものが多く、ニキビや吹き出物も多いです。体が重だるく、吐き気やめまいもよく見られます。

このタイプには冷え性と暑がりの両方がいます。このタイプの方は、まず余分な水分を控え、**お粥や湯豆腐、野菜たっぷり味噌汁など**を。

「痰湿」は排水口のぬめりのようなもの。脂っこくて味が濃いもの、砂糖たっぷりの甘いもの、生もの、冷たいものなどを多く摂ると溜まっていきます。

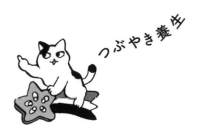
つぶやき養生

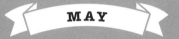

夏

5月

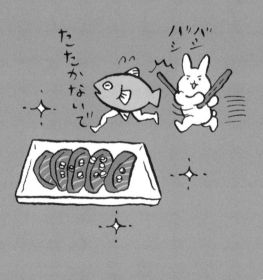

昼食後、3時頃は眠くなる時間帯ですね〜〜。パソコンの前に座っている方は立ち上がって背伸びして深呼吸しましょう!

はい、大きく吐いてーーーーー。

はい、吸ってーーーーーーー。

軽く屈伸して、ピョンピョン飛んで体をほぐしましょう!

#深呼吸は健康の基本

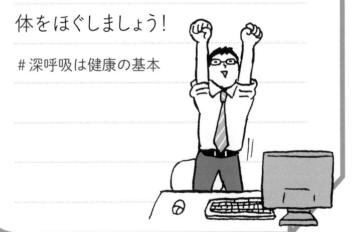

食事・
飲みもの

私が考える食養生的なダイエットメニューは、朝は野菜を入れた味噌汁、お昼はおにぎりと豚汁と温野菜またはサラダ、夕食はある程度好きなもの、でも遅すぎない、食べすぎないのがいいと思います。

私自身**この食事を実践して1年で10kg痩せましたし**、いたって健康です。

＃食べすぎたら太る

＃必要量をちゃんと食べる

夏
5
月

夏は成長の季節です。

夜は遅く寝ても、朝は早く起きる。日の長さや暑さを嫌わず、物事に怒らず、気持ちよく過ごしましょう。草木が花を咲かせるように、私たちも体内の陽気を程よく発散させましょう。

軽い運動で汗をかいて発散させることは、とても良いことです。

#夏は発汗も大事

#春夏はしっかり活動

【夏はコーヒーよりも緑茶】

緑茶には余分な熱を冷ます力があります。目をすっきりさせ、痰を収めて、消化不良を解消し、解毒・利尿の効果もあります。

イライラ、肌トラブル、のぼせを感じる人は特にコーヒーを避けて緑茶をどうぞ。アイスコーヒーは氷の冷たさで、胃腸が弱ります。

#緑茶は茶葉から淹れる

#食後の一杯が気分も整えます

夏
5
月

緑茶は現代人に足りていない「苦味」を摂れるのでお勧め。

心のこと

前に進む力がなくなってしまったとき、多くの人はそれを「甘え」と感じたり、「頑張らないと」と言ってみたり、「努力が足りない」とか「我慢が足りない」とか、精神論で大きなケガを過小評価してしまっているように感じます。

ケガは休まないと治らないです。

痛いときはちゃんと休みましょう。

#心のケガでもちゃんと休む

#まずは深呼吸から

1

夏は「心」に負担がかかります。汗が出て血がドロドロして心筋梗塞なども起こりやすくなります。**心を養うには、苦い食材です。**

ゴーヤ、とてもいいですよ。夏の養生にぜひ取り入れましょう。茹でたもやしと、さっと茹でたゴーヤを、鶏がらスープのもととゴマ油と塩胡椒であえたのも美味しいです。

夏

5
月

2

ゴーヤチャンプルーは夏の養生食として最強説。 ゴーヤは寒性で熱を冷ましイライラを落ち着かせ、豆腐は涼性で熱を取って体を潤し、豚肉は平性ですが潤い補給してくれます。

#ゴーヤチャンプルー最強説

#夏は苦味

食事・
飲みもの

1

鰹はやっぱり「たたき」がお勧め。

皮に近いところに必須アミノ酸のリジン

が含まれており、肝機能を高めたりカル

シウムの吸収を良くする

など、いいことずくめなので、

ぜひ「たたき」で

皮ごと食べてください。

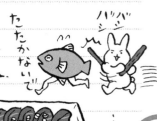

2

中医学的に見ると、鰹は平性で寒熱の偏りがなく、

冷え性の方、ほてりが気になる方どちらにもお勧め。

エネルギーや血を補うので、体力低下時や貧血、

不眠、心が不安定な場合にもお勧めです。

胃腸を元気にして、精をつける力もあり、老若男女

問わず食べていただきたい健康食材といえます。

#初鰹も戻り鰹もお勧め

#鰹は誰にでもお勧め

夏はどこに行っても冷やされるし冷たいものを摂りがちなので、**食事では「陽」を補うものを意識して摂る**ようにしてください。ニンニクや鮭、羊肉、ネギ、生姜、ニラなども適度に摂りましょう。

#暑いときこそ冷えに注意

#入浴もお勧め

 夏の水分摂取は、涼しいところで
温かいものを摂るのがいいんですよ。

中医学

暑くなってくると**イライラ**の相談が増えます。中医学でイライラは「気鬱」という気の停滞状態ですので、これを改善するには気を活き活きと流すのが正解です。

普段から、紫蘇、薄荷、パクチー、ニラ、ネギ、バジルなどとかんきつ類を摂るようにしてください。ハーブティーやアロマでもいいですよ～。

#イライラにかんきつ類

#気の巡りにも深呼吸

気は空気の気でもあります。
深呼吸で正しい（空）気の流れを作りましょう。

【目を酷使すると
血を消耗します】

テレビやスマホを見すぎて目を酷使すると、血を消耗してしまいます。血が不足すると爪が弱くなったり、便秘になったり、肌や髪が乾燥したり、不安感が増したり、顔色が悪くなったりします。スマホもほどほどに。

#目の不調にも早寝

#血が足りないと乾く

夏
5
月

 「血」を補うには黒豆、黒ゴマ、なまこ、トマト、人参、クコの実、レバーなどを。

いつまでも若々しくいるためには、**足腰をよく鍛えましょう。** 生命力の源である「腎」が弱ると足腰が弱ります。意識して歩くようにして、腎を強めましょう。

また、黒豆、わかめ、昆布、黒ゴマなどの黒いものや、イカ、タコ、なまこ、牡蠣、山芋などぬめりのあるものは腎を養いますよ。

＃腎の弱り＝老化

＃歩かないと早く老ける

夏に向けた食養生は、湿対策、食欲対策です。

肉類は少なめにし、豆類、豆製品、ゴマ、夏野菜(瓜類やナスなど)を摂り、温性のニンニク、生姜、辛子、紫蘇などで、冷たいものとのバランスを取りましょう。

#夏はお腹を温めよう

#夏には生姜!

夏
5
月

肉類を食べるなら、大根おろしが最適。 大根は消化を促す力がとても強いので、できれば毎日食べたい食材。胃酸過多や胸やけ、胃もたれなどにもお勧めです。

#肉には大根おろし

#消化には大根おろし

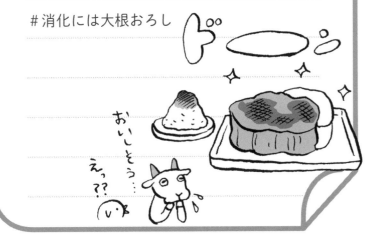

不安やイライラを感じたときは、まず**自分にとっての良い香りをかいでみましょう。**

かんきつ類やミント、ローズ、ラベンダーなどがお勧めです。

そしてたっぷり寝て、しっかり食べてください。それを3日間続け、それでも治らなかったら漢方を検討してみて。

#イライラには良い香りを

10分でも早く寝る

夏
5
月

【緑豆となつめと白玉で、薬膳ぜんざい】

❶水でなつめ5個と緑豆50gを煮て、火が通ったら砂糖大さじ3を足す。

❷白玉粉50gをぬるま湯で練って茹で、団子を作って加える。

緑豆は涼性で余分な水分と熱を排出。なつめは温性で胃腸を整えて、血を作ってくれます。白玉粉は平性で、胃腸を丈夫にしてストレスや渇きを癒し、下痢を止めます。 #夏の養生デザート

「〜しなきゃいけない」

「〜だからしょうがない」

「〜すべき」、などの口癖は今の否定につながるので、精神的な負担になります。

「〜したい!」「〜する!」と言うほうが心に健康的です。

今の自分を変えるというより、できることを一つずつ増やすことを考えるほうが健全です。

#ポジティブで何が悪い

#できると決めるからできる

食事・
飲みもの

1

薬膳よくわからん！ という人は、**とにかく黒きくらげを水で戻しておいて、刻む。** そして1回分を小分けにし、冷凍しておけばなんにでも入れられる薬膳食材になります。

味噌汁やラーメンに入れてもいいし、卵と炒めてもいい。なんにでも追加できる潤い＆補血食材ですから。

2

黒きくらげ20gを500ccの水に入れてラップ。2時間半放置で7倍の140gになるそうですよ。

あとは食べやすく切っておいて、小分けにして冷凍保存です。

＃きくらげは優秀

＃養生にはきくらげ

食事・
飲みもの

夏
5
月

【フレッシュサルサで暑さ対策】

❶ トマト、玉ねぎ、パクチーをみじん切りにする。

❷ レモン or ライム果汁、おろしたニンニク、塩、黒胡椒、クミン、あればハラペーニョを❶に入れて混ぜる。

❸ トルティーヤチップスで食べる。暑いときにお勧め。コロナビールとライムがあれば最高。

メキシカンフレッシュサルサレシピ

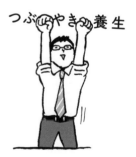
つぶやきの養生

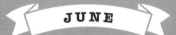

TSUBUYAKI
YOJO

JUNE

夏

6月

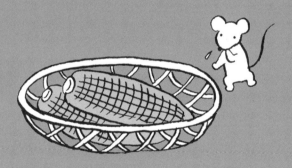

夏の養生では、早朝や夕方の散歩を勧めています。

自然の力が高まる季節、太陽のエネルギーを吸収できる散歩はとてもお勧めです。

毎日続けると胃腸も元気になり力が湧いてきます。緑がある公園などをコースに入れましょう。また、ジメジメする季節ですので、川べりや水のある場所は避けましょう。

#朝の散歩は元気を養う

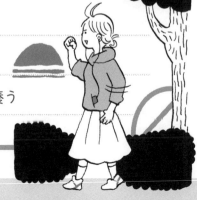

【もう一度！ スープジャーor
ステンレス水筒を使った
お粥の作り方】

❶米を洗う。

❷米をジャーか水筒に入れて
沸騰したお湯を注いで2〜5分待つ。

❸一旦お湯を捨てて、再度沸騰したお湯を注ぐ。

❹2〜3時間放置して完成。

夏
6
月

保温性の高い大手メーカーのジャーや水筒を使う
のが失敗しないコツの一つです。あと、水筒の場合
は何度か振って、横にして置いておく。

そしてこれからの時期は食中毒に注意して冷蔵庫
で放置するのがいいかもしれません。これを朝食
や昼食にぜひ。

#お粥は胃腸薬

食事・飲みもの

【夏に万能! トウモロコシの簡単調理法】

❶皮ごと水洗い(虫がいないかチェック!)。❷皮ごとレンジに入れて600Wで5〜6分。❸食べる。

トウモロコシは余分な熱を取り、むくみを解消し、胃腸を整え、疲労を取り去り、食欲を回復させます。簡単に食べられるのでぜひ初夏の味覚としてご賞味ください。

#とうもろこしはレンチンで

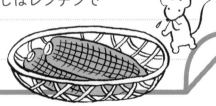

体質

現代科学に慣れた私たちは、どうしても数字を求めがち。何Lが良いですか？ 何回がいいですか？ 何時間ですか？ でもね、**みんな体格も年齢も体質も性別も置かれた環境も食事も全部違う**んですよね。

だから決まった数値というのは、ほんとはない。 その人に合わせて考えることが大切ですよ。

#答えはみんなの中にある

#水2L神話

中医学はオーダーメイド。
その人だけにあった対策をします。

夏
6月

しんどい日は、早く寝るにつきます。10分でも良いので早く寝ましょう。

寝ている間に脳は記憶の整理をし、嫌な記憶を消したり必要な記憶の固定をします。体は問題箇所を修復していきます。

とにかく早く寝るのが大事です。辛いときは日が沈んだら寝るぐらいの感覚で。

#10分でも早く寝る

#睡眠はごちそう

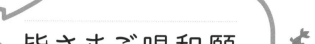

食事・
飲みもの

 皆さまご唱和願います。

菓子パンはお菓子で食事じゃない！ 菓子パンはお菓子で食事じゃない！ ありがとうございました。

菓子パンはお菓子で食事じゃない！

 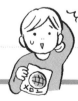 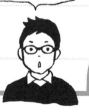

夏
6月

食事とは、健康を維持するための栄養補給行為です。
お菓子にそれはできません。

中医学

【中医学的ストレス度チェック】

☐イライラする

☐怒りっぽい

☐憂鬱

☐ため息がよく出る

☐お腹にガスが溜まって張る

☐下痢と便秘を繰り返す

☐わき腹や乳房が張ったように痛む

2つ以上ある人は、すぐ肩回し＆腹式深呼吸を! そして休みの日にお散歩しましょう。

#散歩で自然に触れましょう

お好み焼きの養生食

度はかなり高いからお

勧め。 体にも美味しいお好み焼きを作るには、「タネ」の量を限界まで少なくし（キャベツをつなぐ程度）、キャベツ焼きを作るぐらいの感覚で。

#お好み焼きは薬膳だ

#疲労、乾燥、胃腸トラブルに

お好み焼きの材料は元気を補う山芋、胃腸を整えるキャベツ、五臓を養う卵、潤い補給の豚肉、体を温めるエビなど。

汗を凄くかくという人は、酸味を摂ってくださ

いね。 お酢よりもかんきつ類やトマトが良いです。 引き締める作用で汗が漏れ出るのを防ぎます。

汗を凄くかいて、疲労感が強いという人は、エネルギー不足で毛穴を閉める力が弱っているかもしれません。

米や芋、豆類、エビを摂りましょう。

\# 多汗はエネルギー不足

\# 酸味をどうぞ

1

【夏はトマト！ 暑さにも、肌トラブルにも】トマトは微寒で、甘みと酸味を持ち合わせ、潤いを生んで渇きを癒し、消化を促進し、体にこもった余分な熱を収めて暑気を払い、毒を解消します。

夏バテや熱中症対策にはぜひとも摂りたい食材ですし、熱が原因の炎症性の肌トラブルにもお勧め！

2

暑い日のお出かけ前には、軽く塩を振ったトマト、キュウリなどがお勧めです。トマトやキュウリなどの夏野菜は、体内の熱を冷ましてくれる効果があり、さらに潤い補給してくれます。

お腹を冷やしすぎると逆効果なので、冷蔵庫でキンキンに冷やしすぎないようにご注意ください。

#トマトは熱を冷ます

【枝豆もいいぞ!】

枝豆は甘味で平性。寒熱の偏りがなく、どんな方でも食べられます。胃腸の働きを助けて、腸を整え、必要なだけ胃腸を潤し、余分な水分は排出してくれて、膿を排除して毒を消してくれます。

#ビールに枝豆

#豆はどれもお勧め

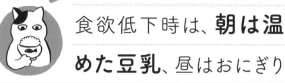

食欲低下時は、**朝は温めた豆乳**、昼はおにぎりと野菜スープ、夜は少量のご飯と白菜や小松菜、豆腐だけにしてみてください。

豆乳は無調整のものを加熱するか常温で。タンパク質は大豆から。

キャベツや小松菜などの葉野菜は軽く湯通しし、塩やゴマで。

#食養生で胃腸すっきり

#無理に食べない

食欲ないときに時間だからで食べると余計に悪化します。一食飛ばしてみて。

1

胃腸が不調になったり、体や頭が重くてだるくなったり、関節痛やむくみ、喘息などが出る人は、体内に余分な湿気が溜まっている証拠です。そういう場合は、梅雨時期だけでなく普段から**湿気を溜めない食生活が大切**です。

2

梅雨時期に余分な湿気を追い払うには、「芳香化湿」という、良い香りで体の湿気を発散させる作用を持った食材が良いですね。紫蘇、生姜、パクチー、フェンネル、菖蒲などがこれに当たります。紫蘇ふりかけとかとてもいいですね。なんでも紫蘇を入れるというのも手かな、と。

3

あとは瓜類。冬瓜、スイカ、キュウリなどには、必要な潤いは補いつつ、不要な湿気を取り除く働きがあります。

夏場に飲むなら湿気を取るハトムギ茶が良いですね。紫蘇入り緑茶なんていうのもお勧めです。食後にどうぞ。

＃水分を控えて発汗を

＃湿は胃腸にくる

湿気が溜まっていると梅雨時期、台風時期など
湿度が高いときに体調を崩しやすくなります。

心のこと

ストレス対策の基本は、「心静体動」（心は静かに、体は動かす）。考えるよりも体を動かしてみてくださいね。

また難しいですが他人からの評価を気にしないで思うままに生きることも大事です。

ストレス対策には、春菊、わさび、大根、山椒、らっきょう、紫蘇、ネギなど香りの強い食材を。

#まずは動こう

#ストレスには香り

夏 6月

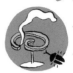

季節の心得
・習慣

1

これから増える相談は「冷え」。冷えはもちろん冬場に多いのですが、どこに行ってもエアコンがガンガンかかるこれからの季節に増える悩みでもあります。

「エアコンなどの風に当たりたくない」というのは、中医学では体を守る力が弱まった「気虚」状態ですので「補気」をしましょうね。

2

気を補うには、山芋類、芋類、豆類、肉類、うなぎ、ネギ、栗などを摂る。エビやニンニクなどもいいですよ。どれも生じゃなく加熱してくださいね。

また汗をだらだらかく激しい運動やサウナ、長風呂は要注意。大事なエネルギーを汗とともに消耗します。控えめにしてくださいね。

#疲労時は発汗NG

1

【夏のお勧め果物　パイナップル】

平性〜微寒性。余分な熱を取り、便通
を良くして、胃腸を元気にし、食欲を増
進する。消化不良や食べすぎによる下痢などを改
善する。むくみを取り尿を排出する。痰の多い咳
や喘息を改善する。熱射病や暑気あたりの予防に
も良い。 #暑気払いにパイナップル

#消化促進にもパイナップル

2

【夏のお勧め果物　いちじく】

平性。胃腸を元気にして食欲不振を改善し便通
を良くする。肺を潤し咳を止め、痰を出やすくする。
喉の痛みや腫れ、声嗄れにも良く、痔の腫れにも
良い。

食欲が異常にある、食べ
ても食べても満足できな
いのは、**胃に熱がこもっているか
ら**かもしれません。口の中が乾燥
して冷たいものを欲しがる症状を
併発することが多いです。

脂っこい、甘い、味が濃いものは避
けて、海藻類、きくらげ、大根、小松
菜、スイカ、キュウリ、豆腐、オクラな
どを食べてください。

#苦味もお勧め

#口臭も胃熱が原因

鮭は温性で、主に胃腸を温めてくれます。水はけを良くしてむくみを改善したり、血流を良くして冷えを改善する力があります。

エアコンや冷たいものを摂りすぎて、過度に内臓が冷えてしまっている今にもってこいの食材です。

コラーゲンが大好きなご婦人方には鮭の皮も一緒に食べることをお勧めします。

#鮭は美容にも勧め

夏
6
月

不安？ 不眠？ それは「血」が足りていない「血虚」かもしれません。中医学では、**「心」に良質な「血」が不足すると不安感が強くなると考えます。**血を補う食材は、アサリ、牡蠣などの貝類、黒豆、黒ゴマ、レバー、なつめ、ブルーベリー、トマト、小松菜、ほうれん草、豚肉、ひじき、黒砂糖などです。

#不安、不眠は血虚

#乾燥も血虚

1

【夏のお勧め果物　桃】

これから美味しくなる桃は、果物の中で
は珍しく温性で、胃腸を冷やさず妊娠
中の女性や小児、胃腸が弱い人にもお勧め。
ただし、のぼせたり熱っぽい人、イライラしやすいタ
イプにはスイカのほうがお勧め。体に潤いを補い、
胃腸の機能を整え、血を巡らせます。

夏
6月

2

【夏のお勧め果物　メロン】

これからが旬のメロンは寒性で喉の渇きやイライラ
を解消してくれます。また尿とともに体にこもった熱
も排出してくれるので、ほてりやのぼせ、むくみにも
効果的です。ただ冷えすぎるので冷え性さん、胃
腸虚弱さん、高齢者、子供は控えめに。それとキン
キンに冷やさないほうがいいですよ。
#メロンやスイカは暑気あたりに

桃が温性だからといって、冷やしてたくさん食べると
冷えますからね。

【食中毒や胃腸カゼの対策には香味野菜】

ストレスからくるお腹の張り・ガスなどに良い、生姜、紫蘇、ネギ、ミョウガ、パクチー、山椒などの香味野菜は、これから増える食中毒や胃腸カゼ対策にも良いですよ。

香味野菜嫌いな人も多いので、誰かが残してたら喜んでいただきましょう。

#薬味は薬

#残さず食べよう

発汗で取れないだるさは
エネルギー不足なので、
そのときは発汗すると逆効果です。
**汗をかいてすっきりするところ
か疲れるような場合は、食事を
軽めにして休息しましょう。**
1時間でも10分でも早く寝るように
してみてください。

#疲れたらまず休む

#ヘビーな食事は逆効果

夏
6
月

逆に汗をかいてすっきり感じるときは、余分な水分が
溜まってるときですよ。

1

しんどいときは誰にでもあります。そんなときは無理せず、**自分の心の赴くままに、やりたいことをしてみてください**。ぼーっとする、寝る、なんでもいいです。しんどいときに無理をすると、大体ろくなことにならないです。何もできなくなる前に休む、逃げる、頼る、を。

2

しんどいときに「判断」は禁物。

調子が悪くなっているときに判断を下すのは避けたほうが良いです。「何やってもだめ」と思い込んでいるときに、いい判断は絶対にできません。

また、イラついて自分以外への評価が下がっているときも同じです。

#休む、逃げる、頼る　#とにかく休む　#判断は避ける

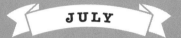

TSUBUYAKI
YOJO

JULY

夏

7月

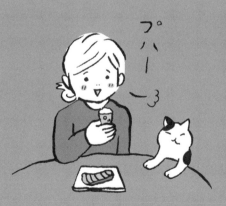

【夏の養生のポイント】

◎遅く寝ても早起きする。

早起きも立派な養生です。

◎冷たい飲食を控える。

内臓が冷えるとバテます。

◎たまにはしっかり発汗する。

◎瓜類、夏野菜、緑豆、百合根、

生姜、豚肉、うなぎ、桃、メロン、

さくらんぼ、ぶどうなどを寒熱バ

ランス良く食べる。

#夏だけど冷えに注意

#暑さを厭わず発汗

1

今日もしっかり**肩回し＆深呼吸**。そして屈伸もして気血を巡らせて、健康に頑張りましょう!

【**肩回し**】まっすぐ上に手を伸ばします。届かないところまでぐーっと引っ張るように伸ばします。それから手を下ろして指先を両肩（右手は右肩）につけ、ひじが一番体から遠いところを回るように、肩を前10回、後ろ10回、ゆっくりと丁寧に回します。

2

【**深呼吸**】

ゆっくり息を吐き出します。それから胸を張るようにして4つ数えながらゆっくり息を吸います。このとき肩が上がらないように注意してください。もう吸えないところまでできたら4つ数えて、またゆっくり4つ数えながら息を吐き出します。

頭がすっきりするまで数回やってみてください。

#肩回しと深呼吸の基本

体内に溜まった余分な水分や**むくみには小豆汁**がお勧め。

50gの小豆を1Lの水に浸け超弱火で15〜20分煮る。これを1回150cc、一日2回飲む。保存は冷蔵庫で。おしっこ超出ます。

#妊婦さんのむくみにも

#残った小豆も食べよう

小豆の薬膳的効能は平性で、利水消腫、解毒排膿。
余分な水や老廃物を排出します。

暑い日にビール。美味しいですよね。ちなみに**中医学にはビールの効能というのもあります**。冷えたビールは涼性で、ぬるいのは平性。健胃消食、清熱解暑。利尿の力があり、食欲を高め、余分な熱を尿とともに排出します。量もコップ一杯程度ならその恩恵を受けられます。

#ビールにも効能が！

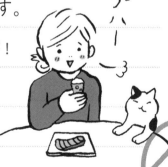

プハー

昼食後はゆっくり100歩以上歩くと、胃腸が刺激されて良く動き、消化を助けてくれます。また血流も良くなるので、食後の眠気解消にもつながりますよ。**歩けない人は足踏みでもOKです。** ぜひ。

食後はほんとは300歩

養生訓

••• 江戸時代のベストセラー、貝原益軒の『養生訓』には、
「食後は300歩歩くと良い。たまに、5、6町（550〜660m）く
らい歩くとなお良い」と書かれています。

1

疲れが取れないのと、体が重だるいのは似ているようで違います。疲れを感じるのはエネルギー不足の気虚の疑いが強く、重くてだるいのは湿が溜まっている痰湿の可能性が高いです。

湿が溜まっているのなら運動や発汗もお勧めですが、エネルギー不足には逆効果。動いて楽になるのが湿、辛くなるのがエネルギー不足です。

2

ですから、**疲れが取れない人が長風呂するのは良くない**です。汗とともにエネルギーも流れ出て、余計に疲れます。

体にいいから〜と長風呂されている方が結構多いですが、たとえ余分な水分が溜まっていても、じわっと汗をかく程度がベストですよ。

#お風呂は長くて15分

【超簡単！ 経口補水液】熱中症対策には、適度な糖分と塩分、水分の摂取が大事。水500mlに砂糖やハチミツ大さじ2、塩小さじ4分の1、あればレモン果汁大さじ1。これで簡易経口補水液が作れるので、出かけるときはぜひ。熱中症だけじゃなくて、下痢やおう吐による脱水時にもぜひ。

#簡単経口補水液

#水だけではだめ

幼児の脱水対策にはストレートのリンゴジュースを水で半分に薄めて飲ませるといいですよ。

養生とは常に備えなので、先にお伝えしますね。秋は肺の季節。肺は乾燥に弱いです。肺は悲しみにも弱いです。**秋は気持ちを穏やかに、無理に色々しようとせずゆったりいきましょう。**

潤い食材には白いもの（蓮根、梨、豆腐、白きくらげ、豆乳、松の実、百合根など）が多いですよ。

秋は補陰

潤いは食べて補う

夏
7
月

補陰とは陰（潤い）を補うことです。潤いが足りない
陰虚になると、喉が渇き、ほてりやすくなります。

口の中が苦いというのは、中医学では「肝」のトラブルと考えます。不安、ストレス、過労、睡眠不足などにより気血の巡りが悪くなり、胃腸の動きが悪くなった状態です。

リラックスを心掛け、辛いもの、味の濃いもの、脂っこいものは避けて香味野菜やかんきつ類を摂りましょう。

気滞体質

深呼吸も大事

気滞体質では、イライラや落ち込みなど
情緒が不安定になり、下痢と便秘を繰り返したり、
おならやゲップが多くなります。

【冬瓜とスペアリブのスープ】台湾の夏の定番だそうです。冬瓜とスペアリブをぶつ切りにして、生姜スライスを入れ、水をひたひたに入れて弱火で20分以上煮る。塩で味を調えるだけ。めっちゃうまいです。冬瓜は余分な熱を冷ましてくれ、潤い補給してくれるので夏にぴったり。ゴーヤでもOK。

#夏バテ対策スープ

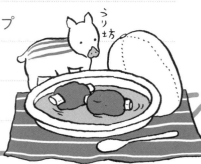

冬瓜の薬膳的効能は、涼性。潤い補給とイライラ解消に。豚肉は薬膳では潤いと栄養を補い、便通を良くする食材です。

1

【夏のお勧め野菜　アボカド】

平性。脂質が多く消化しにくいので食べすぎ注意ですが、腸の粘膜を潤わせ、便通を良くします。特筆すべきは美顔効果。顔色を良くしてくれます。

2

【夏のお勧め野菜　玉ねぎ】

玉ねぎは余分な水分を出して、胃腸を整え良く動かし、痰をなくしてくれます。さらに血流改善もしてくれるので、まさにこの時期にぴったりですね。

3

【夏のお勧め野菜　ピーマン】

平性。寒熱の偏りがないから毎日食べても安心。イライラ対策にも、胃腸ケアにもお勧めです。ピーマンはこの時期安いからしっかり食べたいですね～。

#旬とは体が必要なとき

【夏のお勧め果物 さくらんぼ】 果物では珍しい熱性です。胃腸を元気に、体内の余分な水分を調節してくれます。

軟便や下痢気味の方、そしてむくみがちの方にもぜひ食べていただきたい食材です。

冷たいものが多くなりがちなこの時期に、お腹を冷やさないさくらんぼは体にとっても嬉しい食材です。

#さくらんぼは熱性

#でも食べすぎたら冷えるよ

 胃腸を元気にする働きがあるからといって、
食べすぎたら、当たり前ですがお腹を壊しますよ。

食事・
飲みもの

食養生は難しく考えないで、まずはいつも食べているものに、**火を通した野菜を一品加える**ことから始めましょう。さらに簡単なのは冷たいものをやめて、温かいものしか摂らないようにすることです。どうすれば養生を今の自分の生活に取り入れられるか工夫される方は、治りが早いです。

できることから

頑張らない養生を

健康に良さそうなサラダやスムージー、ヨーグルトは、薬膳的には、胃腸を冷やして病理産物の「湿邪」を生み出す「生冷食」に分類されるので、積極的にはお勧めしません。

食事は基本的に火を通した温かいものを食べるようにしてください。

サラダは冷たいよ

まずは温かいものを

口の中が甘いというのは食べすぎか、必要なものが不足しているかの両極端。

食べすぎは味の濃いもの、甘いもの、脂っこいものなどの摂りすぎで、不足は元々胃腸が弱い上に加齢、病中、病後で体力が低下している状態などが考えられます。

どちらも食養生に加えて適した漢方を飲むことで改善します。

#食べすぎは一食飛ばす

#さっぱり味の食事を

秋

8月

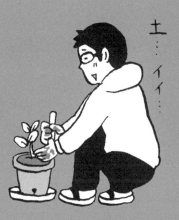

秋の養生は特に、ゆったりとして、焦らず、できなかったことを悔やまず、おおらかに構える心持ちが大事です。食では乾燥を軽減する潤いの食材を摂るようにします。梨や白菜、豆腐、松の実などの白い食材が良いですよ。ブドウも、柿も良いです。冷やしすぎにはご注意を。

秋は補陰

潤いは食べて補う

全部
気圧の
せい!!!

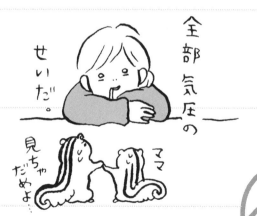

暑い夏場にしっかり汗をかかなかった方は、熱が内側にこもり秋になって乾いた咳が出ることが多いかもしれません。

夏に冷たいものをたくさん摂っていた方は、痰が多い咳が出ているかもしれませんね。

空咳には、長芋類、百合根、梨がお勧め。痰が多い方には、長芋類、きのこ類、海藻などがいいです。

#夏の発汗は秋への養生

#養生とは準備

老化を遅らせたいなら、歩く、腰を冷やさない。この2つを守ってください。

#アンチエイジングには補腎

1

「カゼのときお風呂に入ったらだめなんですよね?」とよく聞かれます。

カゼのタイプによって入ったほうがいい場合とそうでない場合があります。

ゾクゾクする悪寒を伴うカゼの場合は、入ってちょっと汗をかくのがいいです。

逆に喉が痛いとか熱っぽい感じがあるという場合は避けるほうが良いです。

2

冷えている→温める、炎症や熱→温めない

という考え方です。

前者には葛根湯が向いていて、後者には銀翹散（ぎんぎょうさん）や天津感冒片（てんじんかんぼうへん）が向いています。あくまでざっくりですが。厳密にはもうちょっと細かいです。でも大体これで大きな間違いにはならないです。

ゾクゾクしたら葛根湯

喉の痛みに銀翹散

瞑想とかよくわからないよ! という方は、**ぼーっとするのがいいんです。** そのときあれやこれや考えてしまうとそれはもうぼーっとしてないで考えてる状態ですので、ぼーっとして頭の中で「あ゛ーーーーーーーーー」って言ってみてください。

鼻から空気を吸って吐くときに「あ゛ーーーーーーーー」です。

#口をだらしなく開いてね

#あ゛ーーと言うと思考が止まる

秋
8月

中医学で**胃腸**は、「自分の思い通りにならないことに対してイライラする」という**"怒"のタイプ**のストレスと、「今更どうしようもないことに対していつまでもくよくよ悩む」という**"思"のタイプ**のストレスにより機能が低下すると考えられています。"怒"には深呼吸と酸っぱいもの、"思"には米、かぼちゃ、芋などの自然の甘みがお勧めです。

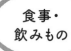

食事・
飲みもの

【弱った胃腸に、超簡単 さつま芋の養生粥】

❶さつま芋適量（200gぐらい）を サイコロ状に切る。

❷米1合、水4カップと一緒に炊く。

❸塩で味を調える。

さつま芋は平性で寒熱の偏りがなく、どんな人にもお勧めです。胃腸を丈夫にしてくれるので長雨でやられた胃腸ケアにもどうぞ。梅干し加えるとさらに良いかも。

#胃の弱りにさつま芋粥

無理に何かしようとしなくてもいいですが、もし何かできるなら「自然に触れる」ことをお勧めします。

風に当たるのでもいいです。木を触るのでもいいです。**土に触れるのは結構お勧め**です。

根拠はないですが、大地にストレスが逃げていく気がします。

#自然に直に触れよう

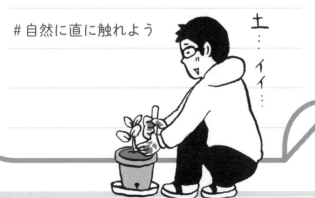

季節の心得
・習慣

【すっきり深呼吸の勧め】口からゆっくり息を吐ききります。それから胸を上げるようにして4つ数えながらゆっくり鼻から息を吸います。鼻から吸った空気が背骨を通って骨盤内に広がるイメージです。

もう吸えないところまできたら4つ数えて、またゆっくり4つ数えながら口から息を吐きます。

深い呼吸が大事

肩が上がらないように

秋
8月

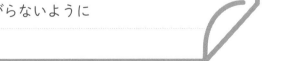

中医学では体を元気に動かすエネルギーのもと(の一部)を「清気」といって、肺が空気から取り入れると考えています。

秋や冬になると気分が滅入る人は、**日中にしっかり太陽の光を浴びましょう。**

中医学では、太陽が持つエネルギーが体を温めて元気にしてくれると考えます。

日照時間が短くなるこれからの季節は気分も落ち込みやすくなります。

積極的に日の光を浴びましょう。

#カーテンを開けよう

#朝日を浴びよう

胃腸が弱いと感じる方、食欲が低下している方、食に気をつけているのに体重が落ちない方、**一食抜いてみてはいかがでしょうか。**

朝か夜、まずは野菜スープにする、野菜を入れた味噌汁だけにする、お粥にする、もしくは一食抜く。ちょっと続けると変わると思います。試してみてください。

#一食抜くのはあり

秋
8月

冷え対策には羊肉！

お肉の中でも羊肉は体を温める力が強いです。

冬が寒い北京でも、羊肉をしゃぶしゃぶで食べますよ。日本では馴染みがないですが、意外と美味しいです、羊肉のしゃぶしゃぶ。

#冷えには羊肉

#疲労回復にも

牛肉は平性、馬肉は寒性、鶏肉は温性、豚肉は平性、鴨肉は平性ですよ。

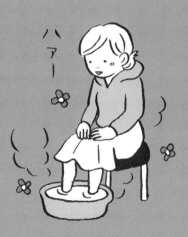

朝起きたらベッドを綺麗にしよう。寝起きの達成感は一日の達成感につながります。そして疲れて帰っても綺麗なベッド、つまり自分が綺麗にしたベッドが待っています。小さいけれど自分に誇りが生まれます。

#綺麗に一日を始める

#綺麗に一日を閉じる

「気分が落ち込む、何もしたくない」をどうにか改善したいときは、早く寝て、朝カーテンを開けて日光を浴びる（曇りでもOK）。それから「**良く寝た！ 今日もいい日だ！**」と一言呟く。

これを、だまされたと思って2週間続けてみてください。全員とは言わないまでも何人かは確実に元気になれるはずです。

#今日も良い日だ！

#今日も良く寝た！

秋
9
月

私が「今夜は夜遊びするぞ! 朝まで飲むぞ!」というときに飲む漢方は、二日酔い対策の「木鶏丹(もっけいたん)」。それから電池切れを防ぐための「麦味参顆粒(ばくみさんかりゅう)」です。

もちろん、養生的には「帰って寝ろ」なんですが、遊びたい日もあるじゃないですか。

漢方ドーピングです。

#たまには羽目を外す

今日は満月らしいですね。気圧が人体に影響するなら、月の引力だって影響すると思います。頭痛やイライラ、むくみやドキドキ、めまいなどが出るかもしれません。**ゆっくりゆるゆるいきましょう。**

#満月の日はゆったりしよう

#ゆるゆるが大事

秋
9月

寒い日の養生、書いてお

きますね。

◎体温より冷たい飲食は

とにかく避ける。

◎**部屋でも靴下。**

◎薄着は絶対しない。

　下半身、足元は特に注意。

◎生姜、ネギ、ニンニク、シナモン、

　エビ、ブリ、羊、牛肉、ゴマ、

　落花生、胡椒などの

　温める食材を食べる。

#くるぶし&足裏は冷やしたらだめ

食事・
飲みもの

鍋にお湯を沸かすのも億劫な人は、電気ケトルをポチってください。そうしたらインスタントの味噌汁などが手軽に飲めますから。

#養生はハードルを下げて

#できることを取り入れて

秋
9月

今日は一日何かで笑いましたか？

笑うことでストレスが減少しますよ。好きな動画でも見て笑って寝てくださいね。

#一日一笑

#笑いはとっても大事

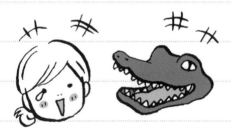

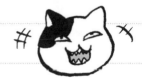

1

【冷えのぼせの改善①】

下半身や手足は冷える。だけど顔や首はほてる。こういった冷えのぼせの症状は多くの方に見られます。これにはイライラして感情の浮き沈みが激しいタイプと、肩こり、頭重、頭痛、便秘などが見られる血流が悪いタイプがあります。

2

【冷えのぼせの改善②】

月経前に冷えのぼせが強くなる。便がすっきり出ないなどもイライラタイプの冷えのぼせさんの特徴です。

このタイプには、気の流れをスムーズにして、上がってしまっている気を下ろす対策が必要です。かんきつ類や香味野菜、ハーブを積極的に摂りましょう。

秋
9
月

3

【冷えのぼせの改善③】

頭痛や肩こり、月経痛、経血にレバー状の塊が混じるような方は、生冷食を避け、油脂や甘いものを控えて、玉ねぎ、青魚、黒きくらげ、黒豆、どじょう、サフラン、ナスなどを摂って血流を良くしましょう。

季節の心得
・習慣

秋の食養生としては、冬の寒さに備えて、**芋類、栗、米、かぼちゃなどで胃腸を良い状態に保つことが大事です**。また、大根、ネギ、辛子など、少量の辛味を摂ることで、肺を強く保つことが大切です。

#秋の養生法

中医学では、肺が弱ると元気がなくなり、カゼを引きやすくなり、乾燥しやすくなり、悲しくなりやすくなると考えます。

体質

疲れ切って寝られないことがあると思いますが、**寝るにも体力が必要です。**

ちょっと休息すると、今度は眠くてしょうがなくなる。これはちょっとだけ「寝る体力」が回復したから。

寝すぎも、寝なさすぎも疲労のサインですよー。

#寝るにも体力が必要

#疲れすぎても眠れない

秋
9月

中医学

 腰がだるい、膝が痛い、耳鳴りや難聴、そして記憶力の低下。これらは中医学では生命活動エネルギーの低下によるものと捉えています。

対策は**よく歩くこと、足腰を冷やさないこと**、そして、黒豆、大豆、長芋、山芋、ブロッコリー、しいたけ、エビ、くるみ、栗などを定期的に食べることです。ぜひ。

#豆はやっぱりいい

#歩くことはとっても重要

152 💬 生命活動エネルギーは「腎精」といい、両親から受け継ぐものと、飲食により蓄えられるものがあります。

心のこと

小さなことでも自分を褒めよう。 今までも十分頑張ってきたから、立ち上がっただけでも「よし、よく立ち上がった！ 偉い！」と。

積み重ねれば自己肯定感が自信につながり、そこから余裕が生まれます。まずは「よく頑張った」と呟いてみてくださいね。

#自分を褒めまくる

#毎日頑張ってるから

秋
9月

体質

冷え性の人はなるべくお風呂に入りましょう。シャワーで終わらせず、できるだけ湯舟に浸かりましょう。

でもめんどくさいですよね。**そんなときは足湯を。**足湯でもシャワーだけより全然良いです。

#寒い日はお風呂

#足湯も
　おすすめ

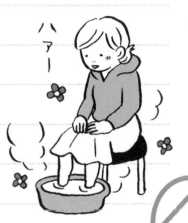

ハァー

💬 それも面倒なら手湯もいいよ。

台風シーズン到来!
影響を最小限にするには、早く寝ること、ストレッチをすること、冷たい飲食を控えること、お風呂でじんわり発汗することがお勧めです。

皆さま、どうかご無事で!

#全部気圧のせい

秋
9月

季節の心得
・習慣

タダで免疫力を
上げる方法。

笑う、歩く、早く寝る、深
呼吸などなど。

全部やってみましょう。
タダですから!

#タダで免疫力UP

#全部やろう!

【しんどいときは、早く寝る】1時間でも10分でも早く寝ましょう。寝ている間に脳は記憶の整理をし、嫌な記憶を消し、必要な記憶を固定し、体は問題箇所を修復しています。

それから中医学における良い睡眠とは、量よりもどれだけ早く寝るかです。日が沈んだら寝るぐらいの感覚で。**16時を過ぎたら寝る時間**です（笑）。

#早寝はごちそう

足首や足裏には、体の中につながるツボがたくさんあります。

くるぶしを出したり裸足でいたりすると、そこから伝わって内臓が冷えます。気をつけてくださいね。

#くるぶしソックスは捨てる

#今のおしゃれより明日の健康

どんな人でも年を取ります。年を取ると血管は徐々に硬くなってきます。

そうすると血の流れは悪くなり、くすみやシミが増え、様々な内臓疾患の原因となります。

そうならないためにも、食養生・休息・体を動かすことがとても大切です。

#血流改善には動く

#深呼吸と肩回しも

秋
9月

血を巡らせる食材は、納豆、ブルーベリー、プルーン、うなぎ、甘酒、酒粕、黒砂糖、小豆、黒大豆、小松菜、ニラなど。

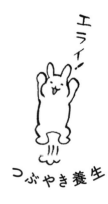

エライ！

つぶやき養生

秋

10月

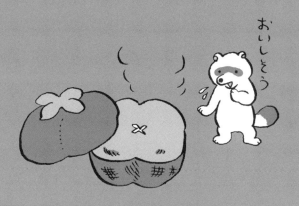

おいしそう

【潤いといえば焼き柿】

❶半熟柿を用意し、ヘタから1〜2cmぐらいを切り取る。

❷皮と実の間に、軽く切り込みを入れる。

❸10分ほど焼いて、皮がパリッとしたら完成。

柿は肺を潤し咳を収め、便秘を改善してくれます。二日酔いやお酒の飲みすぎにも。

#焼き柿レシピ

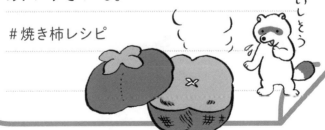

おいしそう

養生でもダイエットでも
大切なことは、「続ける」。
そのためには、禁止食品を作らない。それから、絶対に痩せるとか絶対に食べないとか、完璧主義は長続きしません。
ポイントは、7割主義。7割は健康的な食事をして、3割は好きなものを食べる。これで十分。

7割頑張る

3割好きなことを

秋
10
月

粘膜にくっついたウィルスは15分程度で体内に侵入してしまいます。なので、家に帰ってからうがいでは遅すぎます。

対策はこまめに緑茶や水などで、ガラガラごっくんです。

ただ、冷たいものをゴクゴク飲むと胃腸も弱るし、冷えるし、胃酸も薄まるので避けましょう。温かいものを一口ずつどうぞ。

#板藍茶はもっとお勧め

板藍茶…板藍根エキスを配合したハーブティー。
カゼ対策には欠かせません。

今更ですが、紅茶は温性で体を温めますよ。

#緑茶は冷ます

#コーヒーは温める

秋
10月

食事・
飲みもの

【リンゴとハチミツの喉潤いデザート】

❶リンゴを乱切りかスライスにする。

❷深めの皿に重ならないように並べる。

❸ハチミツとレモン汁を回しかけ、シナモンをちょっと振り掛けます。

❹ラップをふんわりかけて、レンジで3分加熱。

リンゴは口の渇きや空咳を治したり、下痢、便秘、消化不良を解消させる働きがあります。二日酔いにもばっちり。

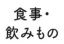

ジャスミン茶は一般的に緑茶にジャスミンの花を交ぜて香りをつけたものです。緑茶にはこもった熱を取って、眠気やだるさを飛ばしてくれる力があるので、眠れなくなります。

寝る前にはカモミールやラベンダーがお勧め。

#ジャスミン茶は眠りを誘わない

#緑茶だから

秋
10
月

ストレスにはハーブティー

が良いですよ。良い香りは気を巡らせすっきりさせてくれます。北見はやっぱりミントティーかな。ラベンダーティーなんかも捨て難い。**大きめのマグカップで香りをたっぷり感じるのがコツ。**

#香りは気を巡らせる

#北見在住です

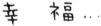

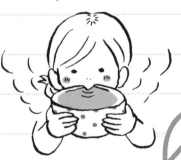

中医学

【潤いは夜に作られる】

中医学では、潤いは夜に作られると考えられています。なので、夜更かしをすればするほど潤いがどんどん消耗し、お肌にハリと艶がなくなっていきます。

できるだけ日付が変わる前に寝るようにしてくださいね。

#早寝はごちそう

#高級化粧品より睡眠

秋
10
月

1

なんだか常にお腹が弱いという方は、栄養を十分に吸収することができないので、体が弱く、体力や免疫力が低く、疲れ、息切れ、めまい、貧血といった症状がよく見られ、食欲不振や下痢、軟便も多いです。

そんな方には、白米、餅、山芋、じゃが芋、大豆製品、リンゴ、キャベツなどがお勧めです。

2

お腹が張る、動いていないと感じるときはストレス過多になっている可能性があります。

しっかり休息を取って気晴らししてくださいね。食材は香りのあるものが良いですよ。ミント、ローズ、春菊、セリ、セロリ、パクチーなどに加えて、ゆず、オレンジ、ミカン、グレープフルーツなども良いです。

＃ストレスには香り

胃腸が弱ると甘いものが欲しくなります。が、砂糖を含む甘いお菓子などを食べると、余計に弱ってしまうんです。

胃腸が欲しがっている甘みは、米や芋などが持つ自然の甘み。

砂糖を添加していない甘みで胃腸を養いましょう。

#胃腸の弱りには自然な甘みを

#お菓子は避けて

秋
10
月

カゼ対策はスピードが勝負。「あれ？ 喉おかしいな？」とか、「寒気するかな？」と思ったら、すぐ漢方＆養生を。

喉トラブルなら板藍茶（ばんらんちゃ）、板藍のど飴、もしくは天津感冒片（てんしんかんぼうへん）、銀翹散（ぎんきょうさん）、涼解楽（りょうかいらく）。

寒気を感じたら、葛根湯や桂枝湯（けいしとう）、麻黄湯（まおうとう）を。

#ゾクゾクしたら葛根湯

#喉の痛みに銀翹散

少し先取りですが、冬はエネルギーを消耗しやすいので、激しい運動をしたり、たくさん汗をかいたりするのは禁物です。適度な運動は、抵抗力を上げて冷えを改善してくれますが、激しすぎる運動は、陽気を消耗してしまい、冬を元気に過ごせなくなりますよ。

「冬は護る」です。

#冬の養生は頑張らない

#春に向けて温存

秋
10
月

低気圧にやられる人は体に余分な水分が溜まってる場合が多い。そんなときは「豊隆(ほうりゅう)」。ひざとくるぶしのちょうど中間にあり、脚の真ん中の骨から指2本分外側にあるツボです。

湿が溜まって体のだるさやむくみを感じたら、ひざ下から足首に向かって少し強めにさすりましょう。

#水分を摂りすぎない

#生ものやヨーグルトを
　控える

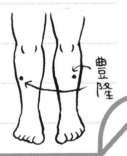

豊隆

ヨーグルトの性質は潤い補給なので、
体内に余分な水分が溜まっている人には向きません。

体質

台風接近中! 低気圧で起こるめまいふわふわには「内関」。

ツボは気が通る道の上にある駅のようなもので、内関を通る道は、そのまま手のひらの真ん中を通り中指の先へとつながっています。ここの巡りを良くするには、ひじの裏から中指に向けてさすりましょう。

#押してさする

#気を流す

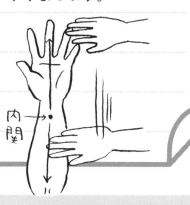

【秋の野菜不足を補おう】

❶白菜に豚肉を挟み入れ、5cmぐらいに切って土鍋にぎゅうぎゅうに縦に詰める。

❷水に和風出汁1袋を溶かしたものを、上からかける。

❸フタをして弱火で煮る。

❹ポン酢でいただく。

白菜と豚肉は、潤い補給に最高の組み合わせ。白ゴマも良いのでトッピングにどうぞ。

#潤いは食べて補う

朝よりも夕方から夜にかけて感情が昂ぶり、胸が苦しくなる方は、精神を落ち着かせる潤い成分が足りなくなっている状態かもしれません。

焦り、健忘、口の乾燥、耳鳴り、めまい、足腰の重だるさ、集中力低下などが見られることも。

辛いものを避けて、トマト、蓮根、豆腐などの潤い食材をしっかり摂り、早く寝ましょう。

#発汗注意！

秋
10
月

ただでさえ潤いが足りてない人はホットヨガとか溶岩浴とかで汗を大量にかくと、上記の症状が悪化しますよ。

**【超簡単かぼちゃの
スープ】**

❶かぼちゃのたねとワタを取ってざく
切りにして、ラップをかけてレンジで
5〜6分。竹串がすっと通ったらOK。

❷黄色い部分をマッシャーやス
プーンで潰す。

❸❷300gに牛乳2カップを加えて
温めながら伸ばし、固形スープの
もとと胡椒で味つけ。牛乳じゃな
くて豆乳でもOK。かぼちゃは体
を温め胃腸を元気にし、炎症を
抑え、解毒してくれます。

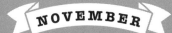

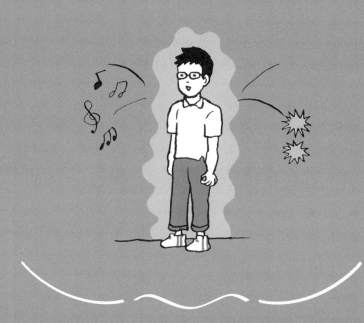

【氷砂洋梨（喉に良い梨の薬膳）】

梨の薬膳の洋梨版です。この季節はこっちのほうが手に入りやすいので（普通の梨でも作り方は一緒です）。

❶皮をむいて、ヘタ部分を横から切る。

❷芯をくりぬき、そこに氷砂糖を切り口まで詰め、上にヘタを載せ、お椀に入れて、蒸し器で40分。

喉の不調にお勧め☆

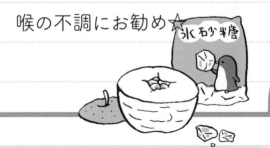

立冬です。冬が本気を出してきます。良い状態で春を迎えるための冬養生の基本は、

一つ、早く寝てゆっくり起きる。

一つ、意思も活動も活発にするのを控える。

一つ、汗を極力かかないようにする。

冬は閉じて護る。これが基本です。

オープンにならなくてよいです。

#冬は頑張らない

#春から頑張る

冬
11
月

> 食事・
> 飲みもの

最近激しい音や色に敏感になってきたと感じられる方は、体表にバリアを作っている「衛気」というエネルギーが不足しているかも。**対策は「補気健脾」。胃腸ケアが重要ですよ。**冷たいもの、油っこいもの、生もの、味の濃いものを避けて芋類、穀類、きのこ類、豆類などを。

#胃腸ケアが
　とにかく大事

#甘いものも控えて

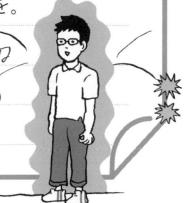

💬 衛気が少なくなるとカゼを引きやすくなり、汗をかきやすくなり、花粉症症状が悪化します。

食事・
飲みもの

エビは冬にぜひ食べていただきたい食材。

スタミナをつけ、生命力を補い、体を温めます。

特に腰から下がだるくて力が入らない、下半身が冷える、体力がない、頻尿、という人にはぜひ食べてほしい食材です。スープでどうぞ。

#エビは温性

#カニは寒性

冬
11
月

カニは寒性で冷やすので、同じく冷やす柿と
一緒にた食べると下痢しますよ。

183

季節の心得
・習慣

【冬の養生まとめ】

◎エネルギー補充をしっかり。肉も大事。羊肉、大豆、エビ、くるみ、栗、きくらげ、ゴマなどを摂りましょう。

◎冷たいものを避けて温かいものを。

◎「苦味」を多めに、「塩辛い」は少なめに。腎を活発にさせすぎないで、心を強くする。

◎生姜を食べる。

◎水分補給をする。乾燥で失われるので。

水分補給は温かいものを一口ずつ。
余ったら捨ててください。

寒いですね。冷え性さん

は、首、背中、足を冷やさ

ないようにして、お風呂に入ること。

ヨモギや生姜などを入れて入るの

も良いですね。

冷たいものはとにかく食べない。生

ものも避けるほうが良いでしょう。

羊肉、鮭、エビ、シナモン、ブリ、か

ぼちゃ、ニンニク、ネギ、生姜、玉ね

ぎなどをどうぞ。

#冷え対策には動く

#冷やすと老ける

冬
11
月

1

空咳や喉のトラブル、乾燥トラブルにお勧めの食材は色々あります。その中でも特にお勧めなのが白きくらげ。生薬では「銀耳」と呼ばれています。

銀耳には、潤いを補い、気管や肺、肌を潤し、さらには胃を保護して唾液の分泌を促し、渇きを収める力があるとされています。

2

白きくらげはスープにもデザートにもなりますので、ぜひトライしてみてください。

スープなら、乾燥したものとネギ、里芋、鶏ガラスープのもとなどを水に入れて15分ほど煮込んだものを。

デザートなら、熱湯で戻した白きくらげ、氷砂糖、なつめ、水などを2時間ほど弱火で煮込んで冷やしたものを。

#潤いは食べて補う

中医学

1

人は誰しも平等に年を取りますが、老いるのが早い人とそうでない人がいます。これは生命力の源である「**腎**」の**充実度の違い**と中医学では考えます。歯や骨が弱い、髪の毛が白い、もしくは薄い、精力が減退している、尿の出が悪い、足腰が弱い、などが若いうちから見られる方は要注意。その他、顔が黒ずんでいたり、耳周りの湿疹が多かったりするのも腎の弱りと考えます。

2

腎の弱さを補うには、

❶よく歩き、足腰を鍛える。

❷黒いもの、ぬめりのあるものを食べる。

❸冬はしっかり防寒して、汗をできるだけかかないようにする。

エスカレーターよりも階段を使い、通勤時の電車も立って、黒豆、わかめ、イカ、エビ、なまこ、タコ、牡蠣、山芋などを加熱して摂りましょう。

冬
11
月

「夫が海苔をすごく食べたがるんです」という女性がいらっしゃいました。もしかしたら? と思って伺うと、ラーメンやカレーライスなどの外食が多いそう。

海苔には、痰を切り、余分な熱を収めて利尿するという力があります。

ラーメンやカレーで体内に余分なものが溜まっていたんでしょうね。

#海藻をしっかり食べよう

新型栄養失調と言われるミネラル不足対策にも
海藻類がお勧めです。

低糖質ダイエットでは嫌われる「米」ですが、中医学では小麦粉より消化しやすく、胃腸に負担をかけないので、食欲がない、胃腸が弱い、下痢をしやすいなどといった場合にはまずお勧めです。

米は寒熱の偏りがなく長期間食べても体質を偏らせず、体の根本である胃腸を補う力があるので常食に向いているとされています。

お粥は胃腸薬

豆腐もお勧め

冬
11月

環境の変化などで胃腸が弱ってるときは温かいお豆腐が
お勧めです。湯豆腐や鍋などでどうぞ。

鮭は温性で、主に胃腸を温めてくれます。

また体内の水はけを良くして、むくみを改善したり、「血」を増やし流れを良くすることで冷えを改善する力があり、冬場には断然お勧めの食材です。

アイヌでは捨てるところがないと言われた鮭。フル活用してください。

#冬の養生に鮭

玄米が健康に良いからと
毎日食べていらっしゃる方
も多いと思いますが、確かに栄養
素的にはとても良いと思います。

ただし、それをちゃんと吸収できるほ
どに胃腸が元気かどうか、負担に
なっていないかどうかも大切です。

**元気がない、胃腸が弱いという方
には玄米は基本不向きですよ。**

#誰にでも合う食材はない

#自分の体に合うものを

冬
11
月

だめな自分を変える！

じゃなくて、できることを増やす、進化させるって考えると楽しい。

#できることを増やそう

#何でもできる

たまにアイスを食べてもい
いけど、その後に温かい
お茶も飲んでくださいね。

焼き肉やステーキ、勿論OKです
が、次の日は野菜たっぷりの食事に
してください。

**健康のために食の偏りを残さな
い**、放置しないようにしてください。

#偏りは放置しない

#養生は頑張りすぎない

冬
11
月

食事・
飲みもの

【台湾の冬養生・
黒糖生姜茶】

❶5Lの水に生姜1片を

スライスして入れる。

❷強火で5分、

そしてとろ火で20分。

❸小さじ1.5〜2の黒糖を加えて

とろ火1分で完成。

温まりますよ〜〜〜。

＃黒糖生姜茶

＃薬茶

💬 5Lを一日で飲んでしまうと多いので、
2日に分けて、再加熱して飲んでください。

よく辛い状況を、「息が詰まる」といいますが、中医学では「気が詰まる」といいます。

これを改善するには、

❶深呼吸をする。

❷ストレッチをする。

❸好きな香りをかぐ。

❹香味野菜を摂る。

❺かんきつ類を食べる。

などがありますので、**とりあえず深呼吸してから**どれかを試してみてください。

冬
11
月

食事・飲みもの

1

春菊、小松菜、ブロッコリーは、スーパーで簡単に手に入って、肌にも体にもとっても良い**"スーパー(の)フード"**! です。安いときに買って、加熱してしっかりたっぷり食べましょう!

春菊は、あの独特の香りで、気を巡らせ、精神を安定させるので、月経前の感情の乱れにもお勧めできる食材です。

2

小松菜はこれからが旬。平性で寒熱の偏りがなく、たくさん食べても冷えたりほてったりすることがないため、毎日食べていただきたい食材です。気を巡らせ、ストレスを和らげ、胃腸を良く動かし、余分な熱を取り、潤いを補ってくれるので、これからの安いときにしっかり食べましょう!

3

中医学的にブロッコリーも平性で寒熱の偏りがないので毎日食べてOK。関節を強くし、虚弱体質を改善し、胃腸を強くして、体に元気を与える食材。胃腸機能低下時やお年寄りにもお勧めです。

#野菜不足は不健康のもと

気分が滅入ってしまう人は、しっかり深呼吸を。

ストレス過多の人も肩が上がって呼吸が浅くなるので、同じく深呼吸を。

中医学ではエネルギーは新鮮な空気から作られると考えるので、呼吸が浅くなると体にエネルギーが回らなくなります。

吸った空気がお腹まで落ちるイメージで呼吸しましょう。

#深呼吸で元気のもとをチャージ

冬
11
月

中医学では、活動のエネルギーである「気」は
飲食と呼吸から作られると考えます。

心のこと

考えてばかり、頭を使ってばかりで体を使わないでいると、心と体のバランスが崩れます。そうすると不安や焦りなどネガティブ感情が渦巻きます。

そんなときはストレッチしたり、軽く運動して汗をかいたり、瞑想して呼吸を整えたりして、**心と体を同調させましょう。**

#ストレス対策は動く

#考えても変わらない

冬

12月

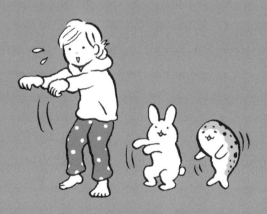

【負の考えを止めるテクニック】「止まれ」標識を頭に浮かべて思考をそこで中断させる。もしくは手に輪ゴムをはめて、止まらない負の考えが起きたらパチンと弾いて、痛みで止める。両方ともれっきとした心理テクニックです。根気よくやってみてください。

結婚はまだしないの？

とんでけ！

太った？

年末年始の大掃除で気分すっきり「雑巾アロマ」。

好きな精油を1〜2滴バケツに落とします。それで拭き掃除をすれば良い香りに包まれて、香りでも、動くことでも、そして綺麗になることでも気が巡ってイライラや不安、膨満感も解消します。ぜひお試しあれ。

#香りは情緒を安定させます

#掃除ですっきり

冬
12
月

心のこと

ストレスを感じると一番力が入るのが、肩や首筋ではなく、「**おでこ**」だそうです。意識して肩の力を抜いても、おでこまでは抜け切れていないこともありますので、深呼吸で吐くときはおでこを意識して力を抜くと全身の力が抜けますよ。

#ストレスで眉間にシワ

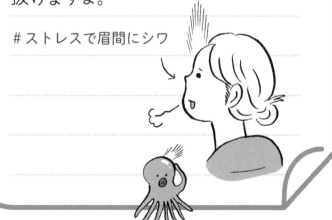

疲れたら休んでください。

ずーっと休んでると今度は動きたくなります。

自分の体と心を大事にできるのは自分だけです。

#自分をしっかり大事に

冬
12
月

蛍光灯は夜には明るすぎます。あの真っ白な光では夜でも頭が冴えてしまうんです。**夜になったら間接照明**にして、寝るモードに体も頭も、雰囲気も持っていくことってとても大事です。

#夜は暗くしましょう

胃腸の調子が悪い人、むくんでいる人、冷え性の人は水をたくさん飲まないようにしましょうね。一概にみんなが必要なわけじゃないので、**喉が渇いたら温かいお茶か何かをコップに入れて一口ずつ**飲んでください。必要なタイミングは「喉が渇いたら」です。むくみや冷えや胃腸が弱い人は少なめに！

#温かいものを一口ずつ

冬
12
月

重湯は飲む点滴です。

生米:水＝1:10か1:20

で鍋に入れ、中火〜強火で沸騰さ

せ、沸騰したら弱火にして、蓋をず

らして30分で完成です。

お米には胃腸を守る力もあるので

お勧め。冷ましたら赤ちゃんも食べ

られますよ。

#お粥は胃腸薬

脱水時の水分補給では塩をひとつまみ足しましょう。

不眠で薬を飲もうかと悩んでいる人は、まず一度、**スクワットを10回**やってみてください。寝る寸前は覚醒するからだめですよ。夕ご飯を食べてちょっとした後に。体を動かして血を巡らせるとあら不思議、眠れることもしばしば。1週間やってだめなら、お薬も考えましょう。漢方もお勧めです。

#不眠にスクワット

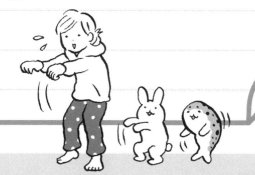

暴飲暴食や胃腸機能低下は、よく口周りに現れます。 口角が切れる、口周りのニキビ、肌荒れなどは胃腸が処理できる以上の辛いものや脂っこいもの、甘いものなどを摂りすぎている可能性があります。口臭がするというのも、胃腸機能低下の可能性がありますね。そんな人はさっぱり味の食事に切り換えてみてください。

#口臭は熱

#お酒も控えて

💬 葉物野菜を加熱してたっぷりと食べましょう。

冬は室温を暖かく保ち、しっかり厚着をし、**陽気が逃げ出さないようにすることが大切**です。

また、気持ちの上でも「護り」が大事。新しくチャレンジしたり、あれもこれもと欲を出したり、気持ちを発散させるようなことは避けたほうが良いです。

冬はゆったりのんびりが大切です。

#冬は頑張らない

#春から本気出す

冬
12
月

【餅は胃腸の負担になる】疲労回復に餅は確かに良いんだけど、胃腸が弱ってるときに餅はだめ。あのネバネバは消化しにくいので弱った胃腸に重労働を課すことになります。

あと、肌トラブルにも餅は良くない。おせんべいも。そんなときもやっぱりお米です。

#餅は胃弱に向いてない

💬 高齢者やお子様も餅は負担になることが多いので、
控えめに。

古典に従うなら、冬は温存の季節だからダイエットに向かない。

何かを始めるならやはり春がいいです。 そしてそれを加速させて発散させるのが夏。秋はまた護りに入り始める季節。とにかく冬は無理をしないで温存を。

#冬は頑張らない

#春から本気出す

冬
12
月

中国の冬の定番養生食といえば黒豆。 柔らかくなるまで煮て食べるのがお勧め。黒豆と豚肉の煮込みは精力強化に。

水に一晩浸けた黒豆と焼き目をつけた厚切りバラ肉を鍋に入れ、浸るぐらい水を注ぎ、お酢を少々加えて弱火で1時間煮ます。味つけは塩でもいいし、しょうゆや砂糖、みりんを加えても美味しい。

#黒豆と豚肉の養生レシピ

冷え性の人はまずはとにかく動く。じっとしてたら筋肉が発熱しないし、血流も巡らないから冷えます。階段を見たらチャンスと思え！

#階段はチャンス

#冷え対策はとにかく動く

冬
12月

漢方で体の不調を整える際、**まず最初にしなくてはいけないことが胃腸のケア**です。胃腸が正常な状態、要するに、お腹が空いて、食べられて、排便できる状態になっていることが大切です。そのためにはまず**水分量の見直し、食べるものの温度の見直し、朝食の見直し**などを行ってくださいね。

#まずは胃腸ケア

#日々の食事を大事に

胃腸が整っていないと、漢方をちゃんと消化吸収できず、本来の力を発揮できません。

首筋がゾワゾワしたり、寒くて頭痛がするときや、何よりも寒いときは、**首を前に倒して一番でっぱる首の後ろの骨のちょい下あたりにカイロを貼って温めましょう。**

ここは「風門」というツボで、風門をガードすればカゼが体内に入ってくるのを防げます。

#カイロは背中に

冬
12
月

1

【冬から始める花粉症対策、その1】

頭・体が重い、痰や鼻水が多い、むくん
でいる、食欲不振の方は、余分な水分
や汚れが溜まっている「湿」タイプ。

冷たいもの、過剰水分を避け、余分な水分を取り除
くハトムギ、紫蘇、どくだみ、冬瓜、キュウリなどを。

2

【冬から始める花粉症対策、その2】

普段から鼻が不調な人はこの時期悪化しやすいで
すね。粘り気のある鼻水、鼻づまり、喉の渇き・痛み、
目の充血・かゆみ、皮膚のかゆみなどは熱タイプ。

熱を冷まし体をすっきりさせる、ミント、菊花茶、こぶ
し茶、ごぼう、セロリ、キュウリ、クレソン、筍などが
お勧め。

1

【冬から始める花粉症対策、その3】

透明で水っぽい鼻水、鼻づまり、くしゃみ、寒気、喉のかゆみ、頭痛、舌の苔が白いなどは冷えタイプ。

入浴、服装に気をつけ体を温めて、ネギ、生姜、三つ葉、大葉、春菊、シナモン、パクチー、こぶし茶などを。

2

【冬から始める花粉症対策、その4】

胃腸が弱っていると、体内にドロドロとした不要なものが残ってしまい、鼻水、鼻づまり、頭重感が悪化します。

濃・脂・冷・生・食品添加物を極力避けて、火を通した野菜をたっぷり摂り、胃腸を元気な状態に保つことが、何より大切です。

#花粉症対策は冬から

冬
12
月

季節の心得
・習慣

養生とは先手先手で準備をすること。

花粉症も同じで「鼻水止まらない!」「目がかゆい!」となってから対策しても、結局は症状を緩和するぐらいしかできなくて、「根本的な対策」は後手に回りがち。

春に悪化する症状でも、冬から準備を進めておくのが大事ですよ。

#花粉症対策は冬から

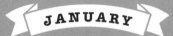

冬

1月

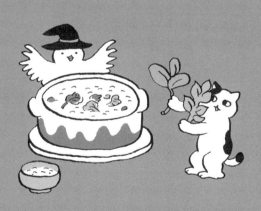

【疲労時にお勧め
中華粥】

❶米半合を洗って水を切って

ゴマ油大さじ半分と混ぜる。

❷干しエビ、干し貝柱などと

水100ccを耐熱容器に入れて

ラップしてレンジで1.5分。

❸❷を鍋に移し、水を200cc足して

沸騰したら米を入れる。

❹再び沸騰しそうになったら

とろ火にして30分。

❺塩や薬味で味を調える。

#中華粥レシピ

冷たいもの
の定義は、
「体温よりも冷た
いもの」です。常
温も冷たいもの。

#冷たいものは毒

#冷や飯ですら毒

冬
1
月

冷たいものを飲んでも冷たいおしっこは出ません。
それだけエネルギーを消費してるということです。

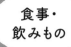

 冬の食養生は滋養強壮がテーマです。そのためには、冷やさない、しっかり休む、体力・気力を発散しない。**「命大事に」作戦**です。

黒豆や大豆などの豆類、長芋類、ブロッコリー、ほうれん草、白菜、かぼちゃ、牡蠣、舞茸、黒きくらげ、エビ、ブリ、肉類などを!

#命大事に

#冬は頑張らない

辛いことは正面から乗り越えないで、回り道しても、逃げて違うほうに行っても、私はいいと思うんです。

#スキップしながら回り道

冬 1月

乾燥したみかんの皮・

陳皮は気の巡りを良くして、気持ちを落ち着けたり、胃腸の動きを良くしたりするときに使います。無農薬のものをよく洗って湯通ししてから干してみてください。

お家で作ったものは、大きめのマグカップに入れた緑茶に足したり、細かくしてスープに入れるのもOKです。

#みかんの皮を
　捨てないで

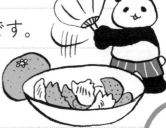

CHIN-PI

冬の養生の基本は、防寒・保温で温存です。

冬場に特に冷やしてはいけない箇所は「頭、ヘソ、関節」です。

「ヘソを冷やすな」というのは、腹を出すなという意味もありますが、ホントは冷たいものを摂るなという意味です。

外食時もお冷は氷抜きで!

#冷やすと老ける

冬

1月

💬 氷は夏も抜いてもらいましょう。

やっぱり勘違いしている人が多いのでお伝えしますが、**「葛根湯はカゼの引き始めの万能薬じゃない！」**ですからね。葛根湯は、喉が痛くなくて、悪寒がして汗が出てなくて、首筋から肩にこわばりがあるときです。

喉が痛いなら、少々寒気があっても銀翹散か涼解楽か、天津感冒片をどうぞ。

#ゾクゾク寒気に葛根湯

#喉の痛みは銀翹散

1月7日は七草粥の日ですね。でも七草をわざわざ買わなくても、春菊やほうれん草、小松菜、大根の葉、水菜などを入れたお粥でも十分ですよ。お粥は弱った胃腸を助けてくれて、**葉物野菜には解毒の力がある**ため、年末年始で酷使した胃腸を労るにはぴったりです。

#葉物粥は胃腸を綺麗にします

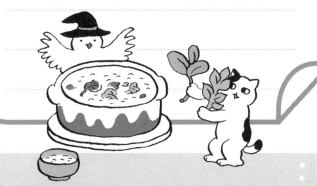

冬 1月

お粥お粥って言いまくっているから全食お粥にするというハードコアな人もいますが、**疲れる、気力がないという方が毎食お粥にするのは実は良くない**。何事もいい塩梅があるんです。中庸といって真ん中が大事。穀類、野菜、動物性食品をバランス良く食べてくださいね。

#偏らせない

#バランスが大事

中医学的に良い食事は、穀類4割、火を通した野菜4割、動物性食品2割。

ただ、これを毎食続けていくのは至難の業。**週5日程度はできるだけ上記の割合に近い食事**をして、週末は好きなもの食べましょう。

#養生は7割頑張る

#3割は好きなものを

冬 1月

季節の心得・習慣

1

カゼの予防には、うがい手洗いマスクなどで防御するほか、**湿度を高く保つこともとても有効です。** ウィルスは湿気に弱く、乾燥にとても強いので、乾燥していると感染しやすくなります。

ストーブの上にはヤカン、そして加湿器を利用しましょう!

2

濡れたタオルを干しておくだけだと、たいして湿度は上がりませんが、**タオルをぶんぶん回すと、**ウィルスがくっついて減ります。

何回か濡らして振り回した後は、しっかり洗ってまた干しておきましょう。

#加湿を大切に

乾燥は肌にも良くないです。加湿しっかりしましょう。

私もアイス食べますし、

ジャンクフードも食べます

し、スナック菓子を一袋食べちゃう

ときもあります。

でもその前後はしっかり野菜を摂っ

ておく。**アイスを食べたら、温か**

いお茶を飲むなど、放っておかな

いことが大事ですよ。

#私我慢しないんで

#ゆるい養生

冬
1
月

朝起きづらいなとか、会社に行くのやだなとか、自分は何をしてるんだろうとか、イライラとか不安とか、そんな気分に苛まれたら、**仕事を休むことや休憩すること、気晴らしをすることが大事**です。

とにかく優先すべきは自分の体と心の健康だと、私は思います。まずは1時間早く寝るようにしてください。

#無理して良いことはない

#ゆるく生きましょう

毎朝「今日も良い日だ！」とつぶやいてくださいね。

消化を担う「脾」は水分が苦手で、弱るとエネルギー生産が落ち、結果的に冷えます。温かい飲みものでも同様です。ですので、少量が良いですよ。

喉が渇いたら、コップに入れて少しずつ。温めようとたくさん飲んでると、むくんだり、逆に冷えたり、疲れやすくなります。

#喉が渇いたら一口ずつ

#余ったら捨てる

しつこいですが、葛根湯は喉が痛かったりこじれたカゼに使う薬じゃありません。長く飲む薬でもないし、カゼの予防に飲む薬でもない。気をつけてくださいね。

#ゾクゾク寒気に葛根湯

#葛根湯は短期で使う

冷え対策には日々の心がけがとっても大切です。体温より冷たいものは飲まない。サラダやヨーグルト、アイスを毎日食べない。丈の短いスカートをはかない。くるぶしや足首を出さない。家でも靴下を履く。湯船に浸かる。少しでも早く寝る。

毎日養生しましょう。

#朝は温かいものを

#冷たいものは毒

冬
1月

💬 潤いを補給してくれるヨーグルトが向いている人は、乾燥がひどく、舌を見ると赤くひび割れて苔がない人。苔がべったりついてる人には不向きですよ。

養生の基本は引き算です。よく「何を食べたらいいですか?」と聞かれますが、**追加するよりも減らすことが大事。**

甘いもの、脂っこいもの、生もの、味の濃いもの、冷たいもの、過剰な水分を減らしてください。

まずはそこから。

#養生とは慎むこと

「どんなことでも自分を褒めて」と書いたら、「自分を褒められない」という方が結構いました。

それなら、**他人を褒めてください。**

脳にとっては同じことなので、同じようにやる気につながりますから。

ただし、他人を褒めたときに自分を下げないようにしてくださいね。「どうせ」は禁句ですよ。

#他人も自分も褒めましょう

#褒めて損はない

冬 1月

いつも深呼吸をお忘れなく。一番簡単で、お金もかからなくて、さらにとても効果的な養生法です。

気分の落ち込みにも体の不調にもまずは深呼吸を。

#まずは深呼吸

#疲労にも深呼吸を

心のこと

心がしんどい人は、**情報から距離を置いて**、自然に触れるようにしてくださいね。テレビをダラダラつけておいていいことなんてまずないですから消しましょう。必要なもののみ見る癖をつけるだけでも心の安定感が違いますよ。そして風や木、水など自然に触れてください。

#テレビを消しましょう

#音楽もお勧め

冬
1月

健康な舌とは淡紅舌薄白苔（たんこうぜつはくはくたい）といって、適度な赤みがあり、薄く白い苔が全体についている状態です。

むくんで歯形がついている場合は疲労かも。真っ赤で苔がなくてひび割れているなら体の中が乾いている可能性も。舌の先が赤いなら寝不足かもしれませんよ。

#舌診

#舌は毎日違います

お酒を飲む人は飲んでるときの舌を見てみてください。
きっと真っ白な苔がついてるでしょう。これは水分過多か
冷たいものが多いときの舌です。

「食養生難しい!」という方は、まず**体温より冷たいものを口にしないようにしてみてください。** 体温が一定の温度に保たれていることには理由があるので、体温より冷たいものを口に入れないようにするだけでも、良い変化があるはずですよ。

#できることから

#続けられることから

冬
1月

おわりに

私は祖父も父も漢方家で、「仮病」が通じない家で育ちました。不調を訴えれば舌を見られ、目を見られ、いくつか質問を受けて漢方薬を出され、悔しいかなスッと楽になってしまう。そんな幼少時代でした。

一方、暗い表情で相談にいらっしゃったお客さまがみるみる明るくなっていき、帰りには笑顔になっているのをいつも目にしていました。そんな日々を送っているうちに、将来は自分も漢方家になってたくさんの方を笑顔にしたいと思うようになったんです。

実際に今の仕事を始めてみて、それは簡単なことではなかったと実感していますが、心からやりがいを感じています。
私が中医学を志すきっかけを与えてくれた父・櫻井力

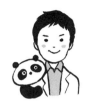

に、この場を借りて改めてお礼を言いたいと思います。

そして、この本を手に取って下さった皆さんに最後に伝えたいのは、頑張りすぎないこと、そして生きること自体を楽しんで頂きたいということです。
我が家には犬がいるのですが、彼はただただその瞬間を生きています。でもその姿を見るだけで、こちらは癒され元気になります。私たちも本来そのような存在であるはずです。ただ生きている。それだけで十分頑張っているんです。だから日々頑張っている自分を褒めて欲しいと思います。

最後になりましたが、この本を、そして私が本というものを書くきっかけを下さった幻冬舎の羽賀さんに感謝いたします。

つぶやき養生

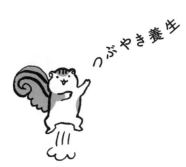

本書は、著者・櫻井大典の
Twitter（@PandaKanpo）から抜粋、
加筆修正して構成したものです。

櫻井大典
Daisuke Sakurai

北海道北見市の漢方薬局「ミドリ薬品 漢方堂」3代目。
アメリカのカリフォルニア州立大学で心理学を学び、帰国。
国際中医師資格を持ち、日々店頭で健康相談を受け付けている。
優しく面白い語り口のSNSで大人気に。

公式Twitterアカウント
@PandaKanpo

ミドリ薬品HP
https://www.midoriyakuhin.com/

イラスト
伊藤ハムスター

ブックデザイン
千葉慈子（あんバターオフィス）

つぶやき養生

2019 年 1 月 25 日　第 1 刷発行
2021 年 10 月 25 日　第 7 刷発行

著者　　　櫻井大典
発行者　　見城 徹
発行所　　株式会社 幻冬舎
　　　　　〒151-0051 東京都渋谷区千駄ヶ谷 4-9-7
　　　　　電話　03-5411-6211（編集）
　　　　　　　　03-5411-6222（営業）
　　　　　振替　00120-8-767643

印刷・製本所　中央精版印刷株式会社

検印廃止

©DAISUKE SAKURAI, GENTOSHA 2019
Printed in Japan
ISBN978-4-344-03415-0 C0095
幻冬舎ホームページアドレス　https://www.gentosha.co.jp/

この本に関するご意見・ご感想をメールでお寄せいただく場合は、
comment@gentosha.co.jp まで。